プロブレムQ&A

ユビキタス社会と電磁波

［地デジ・ケータイ・無線LANのリスク］

■

加藤やすこ・著

緑風出版

プロブレムQ&A

目次

プロブレムQ&A

I　地上デジタル放送とは

Q1 地上デジタル放送の開始によって、何が変わるのですか？
二〇〇三年に始まった地上デジタル放送。徐々に放送エリアが拡大していますが、これまでのアナログ放送と何が変わるのでしょうか？ —— 10

Q2 総務省が掲げる「u-Japan計画」とは何ですか？
電波の再編によって、私たちの生活はどのような影響を受けるのでしょうか？ 今後、社会全体の電磁波使用量はますます増えるのでしょうか？ —— 18

Q3 電磁波の規制値は、国によってどのように違うのですか？
日本の電磁波の規制値より、遥かに厳しい値を設定している国もあります。国際的にみて、日本の規制値や政府の対応には問題があるのでしょうか？ —— 27

Q4 世界保健機関は、電磁波の影響についてどう考えているのですか？
各国が独自の規制に乗り出す中、世界保健機関（WHO）は、電磁波の健康影響についてどのように考え、どのように対応しているのでしょうか？ —— 38

Q5 世界的に増えている「電磁波過敏症」はどんな病気ですか？
電磁波過敏症になると、どんな症状が現れるのでしょう。発症率はどのくらいで、どのような研究や対策が行われているのですか？ —— 50

Q6 子どもたちも電磁波の影響を受けているのでしょうか？
携帯電話を子どもに使わせないよう訴える政府や医師会もあります。電磁波は今後も増え続ける見込みですが、子どもたちに影響はないのでしょうか？ —— 60

Q7 インターネット犯罪に巻き込まれる子どもは増えているのですか？
出会い系サイトを通じて性犯罪の被害者になる子どもが増え続けています。情報社会を生きる子どもたちには、どんなリスクがあるのでしょうか？ —— 66

Ⅱ 放送電波による健康被害と反対運動

Q8 地上デジタル放送の開始後、具合が悪くなった人はいるのですか? ……74
地デジ開始後、体調を崩している人はいますか? 具体的に、どのような症状が起きているのでしょうか? 被曝量も増えているのですか?

Q9 新東京タワーが墨田区に建つと、どんな影響がありますか? ……81
関東一円にデジタル放送を送る新東京タワーの建設が、二〇〇八年度から始まる予定です。建設予定地周辺では、どんな影響が考えられるのでしょう。

Q10 衛星テレビの放送施設を巡って裁判が起きているのは本当ですか? ……87
東京都では、衛星テレビの放送施設が団地の側に建設中で、住民が反対運動を起こし、現在は裁判で争っています。住民は、なぜ訴えたのでしょうか?

Q11 テレビの送信施設周辺では、どんな健康被害が起きていますか? ……92
アメリカには、テレビの送信施設周辺で発がん率が高くなっている地域があります。どのような健康被害が発生し、人々はどう考えているのでしょう。

Q12 テレビやラジオなど放送施設の周辺では、どんな問題がありますか? ……97
放送電波によって健康影響を受けていると考えられる地域はいくつかあり、イギリスやオーストラリアでは、疫学調査も行われています。

Q13 ラジオ放送の電波も、人体に有害なのでしょうか? ……102
ラジオ局周辺で、発がん率が高いことを示す疫学研究が、イタリア、ハワイ、韓国などで報告されています。ラジオの電波は本当に安全なのでしょうか?

Q14 無線LANも健康に悪影響を与えるのですか? ……107
オフィスや学校、家庭等いたるところで無線LANの利用が増えています。無線LANで使用する電磁波の安全性は、確認されているのでしょうか?

プロブレムQ&A

Ⅲ 携帯電話に関する海外の研究と健康被害

Q15 野鳥や動物にも電磁波は影響を与えているのでしょうか? 112
伝書鳩が戻ってこなくなったり、スズメがいなくなるなど、鳥の異変が報道されています。携帯電話電磁波の増加と何か関係があるのでしょうか?

Q16 各国で起きているハチの失踪も電磁波が原因なのですか? 117
ある日突然、働き蜂が姿を消すハチの集団崩壊は、ヨーロッパや南米、台湾でも報告され、「携帯電話の電磁波が原因」という説もあります。

Q17 電磁波の増加で、植物にも異変は起きているのでしょうか? 121
携帯電話基地局やラジオの送信アンテナなど電磁波発生源の周辺では、樹木や花など、植物にも異変が起きています。原因は電磁波なのでしょうか?

Q18 携帯電話基地局周辺では、どんな健康被害が発生しているのですか? 124
基地局周辺の健康影響を調べる疫学調査は、各国で行われています。これまでに、どのような症状が報告されているのでしょうか?

Q19 電磁波の増加は、自閉症の増加にも関係があるのですか? 131
自閉症の発症率は、過去一〇年間で世界的に急増しています。急増する背景に、電磁波の影響を指摘する研究が発表されました。

Q20 携帯電話基地局の反対運動は、海外でも起きているのですか? 136
イギリスでは、基地局が撤去された地域もあります。この反対運動をしていた住民は、電磁波の問題を扱う政府の委員会に参加しています。

Ⅳ 国内で起きている健康被害と裁判

Q21 国内でも植物や住民に異変が起きている例はあるのでしょうか?
携帯電話基地局が建ってから、周辺住民が体調不良に悩まされたり、植物が枯れたり、奇形化するなどの異変が起きている地域はありますか? 144

Q22 携帯電話基地局に関する裁判は、今までに何件起きているのですか?
基地局の反対運動から訴訟になったケースもいくつかあります。これまでにどのような裁判が起き、何について争っているのでしょうか? 151

Q23 携帯電話基地局の稼働後、健康被害が起きている地域はありますか?
体調不良を訴える住民が増え、基地局の稼働停止をもとめて調停を申し立てている地域もあります。住民は、どのような対応をしているのでしょうか? 158

Q24 マンション屋上に基地局が建つと、周辺にも影響が表れますか?
基地局が建つマンションは、あちこちで見られるようになりましたが、人体や建物への影響はないのでしょうか? どんな反対運動が起きていますか? 165

Q25 学校や通学路の側に基地局がありますが、悪影響はないでしょうか?
子どもたちが利用する通学路や学校、幼稚園、保育園などの側にも、基地局は建設されています。子どもたちへの影響はないのでしょうか? 174

Q26 電磁波の増加から身を守るために、法的な規制は必要ですか?
各地で増え続ける携帯電話基地局、地上デジタル放送の開始など、被曝量は増える一方です。電磁波の増加に歯止めをかけることはできますか? 182

Q27 電磁波が増え続ける現状で、健康を守るにはどうしたらいいですか?
ユビキタス社会に向かって、身の回りの電磁波は今後も増加します。とくに子どもたちへの影響が心配ですが、どんな対策をとったらいいのでしょう。 190

本文イラスト=堀内 朝彦

プロブレムQ&A

I

地上デジタル放送とは

Q1 地上デジタル放送の開始によって、何が変わるのですか?

二〇〇三年に始まった地上デジタル放送。徐々に放送エリアが拡大していますが、これまでのアナログ放送と何が変わるのでしょうか?

地上放送と衛星放送

人工衛星から放送する衛星放送に対して、地上放送は、地上の送信アンテナから放送されるテレビ放送や、短波放送、FM放送、AM放送などを指します。

人工衛星を利用して行う放送のうち、放送専用の衛星を使うものをBS放送、通信衛星を使うものをCS放送といいます。BSアナログ放送も二〇一一年までに終了し、BSデジタル放送に移行します。CS放送は全てデジタルで、二八五チャンネルが放送されています。

地上デジタル放送とは

二〇〇三年一二月、東京、大阪、名古屋で地上デジタル放送が始まりました。放送エリアは徐々《じょじょ》に広がり、二〇〇六年一二月には全国の県庁所在地で放送され、三九五〇万世帯が地上《ちじょう》デジタル放送を視ることができるようになりました。〇七年三月現在のカバー率は約八五%で、従来のアナログ放送は二〇一一年七月二四日に終了する予定です。

総務省は、デジタル放送によって「ハイビジョン映像が楽しめる」、「ゴーストがなくなる」、「一度に二~三番組を画面に表示できる」、「高齢者や障害のある人のために字幕《じまく》放送や解説放送（ドラマの筋書きを音声で紹介する）などのサービスが増える」、「クイズやアンケートなどの双方向サービスが可能」、「携帯電話で地上デジタルテレビが見られる」などの、新しい形態の放送が行えると説明しています。

普及しない地デジ受信機

しかし、地上デジタル放送を見るためには、地デジ対応のテレビに買い替えるか、専用の外付けチューナー（受信機）を購入するか、チューナー付きのレコーダー（録画機）を新たに購入しなくてはいけません。ケーブルテレビと契約している人はそのまま見れますが、受信環境によっては、新たに受信アンテナやブースターが必要になる場合もあります。

二〇〇七年二月に総務省が、全国で約七〇〇〇人を対象に行った調査では、地デジを受信できる機器を持っている人は二七・八％にすぎません。ちなみに、チューナー付きレコーダーは安い物でも約七万円、外付けチューナーは約二万円します。

経済格差が広がる中、年金生活者や低所得者にとって、これらの機器の購入価格は大きな負担になるでしょう。高齢者や障害者向けの対応が増えるのは望ましいことですが、字幕放送などはアナログ放送でもすでに行われています。

なお、前述した総務省の調査では、アナログ放送が終わる時期を知っている人は六〇・四％しかいませんでした。「できればアナログ放送を続けてもらいたい」という人は四三・一％もいます。

アナログ放送から地デジへの移行は、総務省によって突然発表されましたが、二〇一一年にはアナログ放送が終了し、それ以降は専用受信機がなければテレビを見られないことになります。

いったいなぜ、総務省は地上デジタル放送を始め、アナログ放送を打ち切るこ

障害者向け字幕放送

視覚障害者や聴覚障害者のために、字幕や手話、音声解説をつけて放送される番組もありますが、〇六年度の字幕放送の割合は、NHK総合で約四三％、解説放送は三・七％にすぎません。

字幕番組などをできるだけ多く放送する努力義務が放送法で規定され、国が費用の一部を助成する制度もありますが、助成金の額は減少する一方で、〇六年度は一二億円の申請に対し、約四億六〇〇〇万円しか支給されませんでした。

	字幕放送	解説放送	手話放送
NHK総合	43.1%	3.7%	―
NHK教育	29.1%	8.8%	2.4%
在京キー局	32.9%	0.3%	0.1%
在阪準キー局	27.8%	0.3%	0.1%

とに決めたのでしょうか。

電波再編を急ぐ総務省

「テレビ放送のデジタル化の大きな目的のひとつに、電波《でんぱ》の有効利用があります。日本の現状は、もうこれ以上少しの隙間《すきま》もないほどに（電波が）過密に使われています」と、総務省はデジタル化が必要な理由を地デジのリーフレットで説明しています。

電波とは電磁波《でんじは》の一部で、日本の電波法では三〇〇万MHz（メガヘルツ）以下の周波数を「電波」と呼び、主に通信や放送に使われています。

電磁波とは、電場と磁場を作りながら光の速さ（秒速約三〇万km）で進むエネルギーのことです。レントゲン撮影に使うX線や、リモコン操作などに使う赤外線、家電製品の操作に使う低周波電磁波など、周波数帯によってさまざまな用途に使われています。

電磁波は周波数によって性質が異なります。周波数が低い（つまり波長が長い）ほど、ビルや山などの障害物の裏まで回り込む性質が強くなり、雨や霧などがあっても届きやすくなりますが、伝達できる情報の量は少なくなります。一方、周波数が高い（波長が短い）ほど、真っ直ぐに進む性質が強くなり、障害物にあたると反射されやすくなりますが、より多くの情報を伝達することができます。高い周波数帯は比較的空いていますが、水分子によって遮断され、雨や霧の影響を受けやすくな

六〇万世帯は受信不能？

民放各社は、地デジの放送エリアを拡大するため送信施設や中継局の整備を進めていますが、二〇一一年七月までに、全エリアをカバーするのは不可能な状況です。

このままでは、電波の届きにくい山間部などを中心に、約六〇万世帯がテレビ放送を受信できなくなる見込みです。

総務省は、暫定的に通信衛星で送信することも検討していますが、これらの世帯では当初、衛星放送の受信機を、将来的には地デジの受信機を用意しなければならず、経済的な負担が増えます。

電波の波長は周波数によって変わる

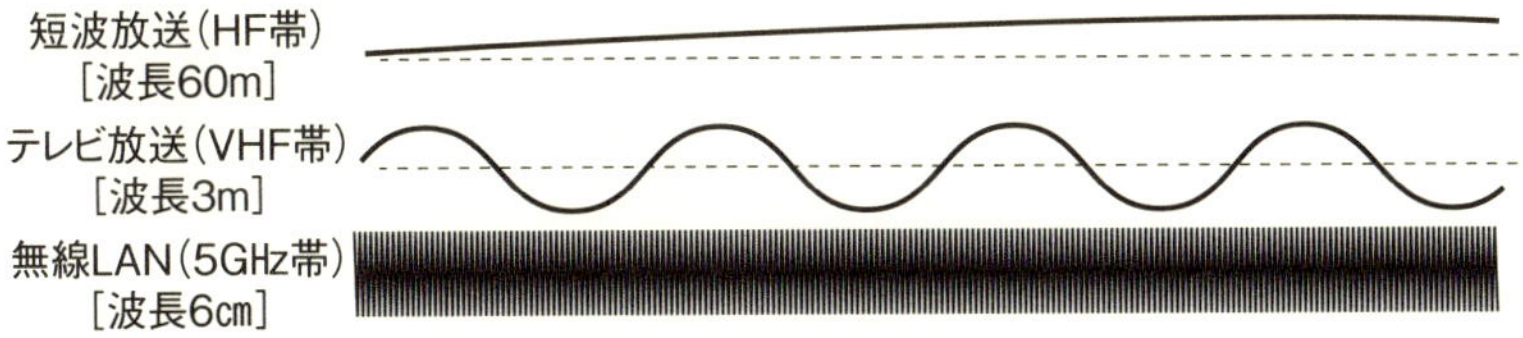

出典:炭田寛祈著『電波解放で情報通信ビジネスはこう変わる』（東洋経済新報社）

テレビ放送デジタル化のスケジュール

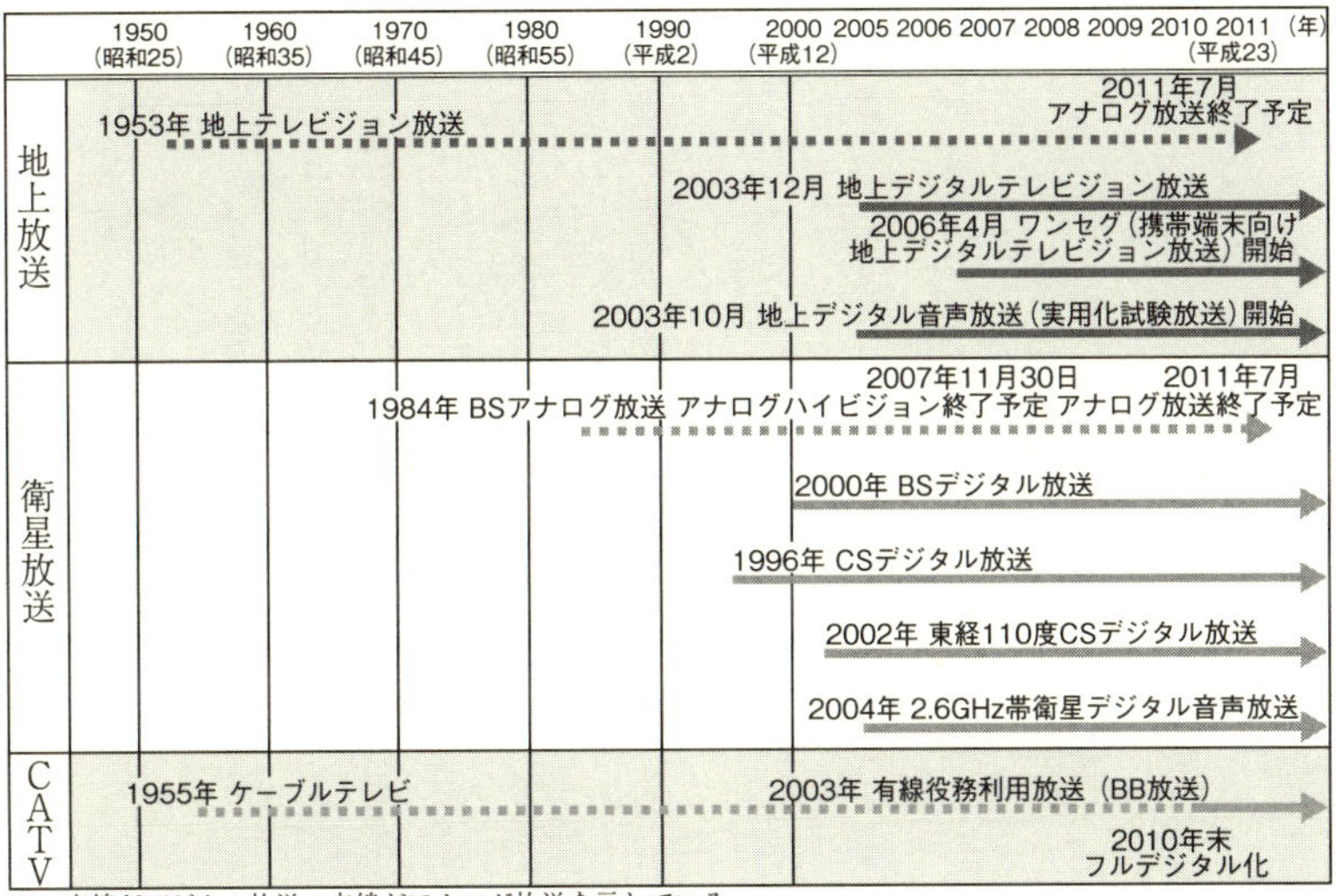

※　実線がデジタル放送、点線がアナログ放送を示している

出典:『平成19年版情報通信白書』総務省

電磁波の単位と説明

周波数	単位はHz（ヘルツ）。電磁波の波が1秒間に振動する回数。1MHzは100万ヘルツ、1GHzは10億ヘルツ。1GHzは1000MHz。
波長	単位はcmまたはkm。電磁波の波一つ分の長さ。電磁波は光と同じ早さ（約30万km/秒）で進むので、30万kmを周波数で割ると波長が割り出せる。30万km÷周波数＝波長
電場（電界）	単位はV/m（ボルト/メートル）。電圧がかかっている場を指す。
磁場（磁界）	単位はT（テスラ）またはG（ガウス）。磁気の力が及んでいる場を指す。1T＝1万G、1μT（マイクロテスラ）＝10mG（ミリガウス）

り、有効に利用するためにさらなる技術開発が必要とされています。

　このように周波数によって違う性質を利用して、どの周波数の電波をどのような目的に使用するかが総務省によって割り振られているのです。

　たとえば、周波数が三〇〜三〇〇MHzのVHF帯という周波数帯の波長は一〜一〇mと長いのが特徴です。地形などに左右されにくいことから、FM放送（七〇〜九〇MHz）、アナログテレビ放送（VHF放送、九〇〜二〇〇MHz）などに利用されています。

　これよりも、もう少し周波数が高いUHF帯は、周波数が三〇〇MHz〜三GHzで、波長は一〇cm〜一mと短くなります。この帯域は、主にアナログテレビ放送（VHF放送、四七〇〜七七〇MHz）携帯電話（八〇〇MHz帯、一・五GHz帯、二GHz帯）、無線LAN（二・四GHz帯）などに使われています。地デジは、四七〇〜七一〇MHz帯を使用します。

　デジタル放送は混信しにくく、大幅にチャンネルを減らすことができるので、今までテレビで使っていた周波数帯を他の用途に使うことができるようになります。

　携帯電話や無線LANなど、移動通信の急速な普及によって、電波の使用量が増え、現在利用可能な周波数が非常に限られてきました。そのため、総務省は、従来の電波の使用状況を見直し、新たに割り当てる作業を進めています。これを「電波の再編」といいます。

　テレビ放送をデジタル化しアナログ放送が終了すれば、アナログ放送に使って

地デジの放送方式の違い

　日本の方式では、一つのチャンネルごとに、周波数が六MHz割り当てられます。

　これを一三の「セグメント」と呼ばれる単位に分割し、いくつかのセグメントを組み合わせて、画像や音声を送ります。組み合わせによって、高画質で高音質のハイビジョンを視ることもできますし、一つの画面で三つの番組を同時に映すこともできます。

　セグメントの一つは、携帯電話などの移動通信用に割り当てています。携帯電話でテレビ番組を見ることを「ワンセグ」といいますが、これは「一つのセグメント」という意味から来ています。

長い	周波数帯の名称	周波数の範囲	主な用途
	長波（LF）	30〜300kHz	船舶・航空機用ビーコン
	中波（MF）	300〜3000kHz	船舶通信、AMラジオ、アマチュア無線
	短波（HF）	3〜30MHz	船舶・航空機無線、短波放送、アマチュア無線
↑	超短波（VHF）	30〜300MHz	FM放送、TV放送、防災行政無線、消防無線、列車無線、警察無線、簡易無線、航空管制通信、アマチュア無線、コードレス電話
波長	極超短波（UHF）	300〜3000MHz	携帯電話、PHS、コードレス電話、無線LAN・無線アクセス、タクシー無線、TV放送、移動体衛星通信、レーダー、アマチュア無線、警察無線
↓	マイクロ波（SHF）	3〜30GHz	マイクロ波中継、放送番組中継、衛星通信、衛星放送、レーダー、電波天文・宇宙研究、無線LAN・無線アクセス
短い	ミリ波（EHF）	30〜300GHz	電波天文、衛星通信、簡易無線、レーダー

注：周波数の範囲は上限を含み、下限は含まない。
参考：炭田寛祈『電波解放で情報通信ビジネスはこう変わる』（東洋経済新報社）

主な地上デジタル放送（テレビジョン）の方式比較

方式【国際標準化の時期】	米国(ATSC)【1997.10】	欧州(DVB-T)【1997.10】	日本(ISDB-T)【2000.10】
電波の伝送方式	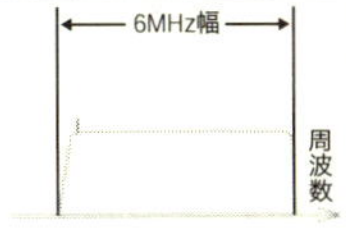 アナログTV方式の改良版	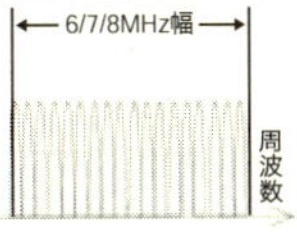 電波をくし型に並べて送信するため電波干渉に強い	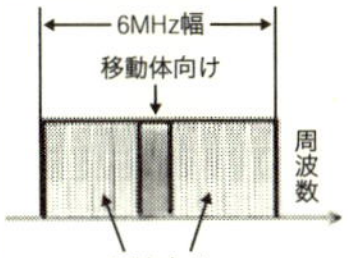 欧州方式をさらに改良。帯域を分割し、目的ごとに異なる変調方式を組み合わせることが可能
固定受信と同一のシステムで携帯受信が可能か？	×	×	◎
HDTVの移動受信が可能か？	×	○（SDTVならば可能）	◎

出典：『平成19年版情報通信白書』（総務省）

いた周波数帯が空くので、移動通信システムに充てられる見込みです。

他の帯域《たいいき》でも見直しは進んでいます。例えば、携帯電話基地局は四〜六GHzを基地局間の通信用に利用していますが、大都市圏ではこのうちの四・九〜五・〇GHzを屋外無線LAN用に再分配し、この帯域を使っていた基地局の通信は光ファイバーへ移行することになる見込みです。

海外でも地デジに移行

デジタル放送への移行は、海外でも進んでいます。一九九八年九月、イギリスは世界で初めてデジタル放送を始め、二〇一二年にアナログ放送を停止する予定です。その他にも、欧州諸国やアメリカ、カナダ、韓国、台湾など一四カ国で地デジへの移行が進んでいます。

ただし、イギリスは移行期間として一四年、スペインやフランスは一〇年を予定しています。アメリカは〇九年までにアナログ波を停止する予定ですが、延期する可能性があります。

日本は、わずか八年で移行を目指していますが、離島や山間部などの難視聴地域もあり、予定通りに移行が終了するか疑問です。アナログ放送の停止は、段階的に進められ、地域によっては二〇一一年七月二四日より早まる場所もありそうです。

視聴者の経済的な負担を減らすため、チューナーを配布したり、割引券を配布している国もあります。日本でも、五〇〇〇円以下の簡易式チューナーを視聴者が

デジタル波

アナログ波は、波のようにゆるやかに変化する波形が続きますが、デジタル波は幅の狭い信号を送ります（左図）。携帯電話もデジタル波を使

世界の地上デジタル放送の開始時期

国名	デジタル放送開始時期	アナログ放送停止年
イギリス	1998年9月	2012年
アメリカ	1998年11月	2009年
スウェーデン	1999年4月	2007年
スペイン	2000年5月	2010年
オーストラリア	2001年1月	2012年
フィンランド	2001年8月	2007年
韓国	2001年10月	2012年
ドイツ	2002年11月	2010年
カナダ	2003年3月	未定
オランダ	2003年4月	2006年
日本	2003年12月	2011年
台湾	2004年7月	2010年
イタリア	2004年12月	2008年
フランス	2005年3月	2015年
ブラジル	2007年末（予定）	未定

出典：『平成19年版情報通信白書』（総務省）

入手できるよう、総務省が検討しています。

なお、アメリカと欧州、日本では放送の方式が異なります。日本は高画質のハイビジョン放送や、携帯電話などによる移動受信に力を入れていますが、欧州では数多くの番組を放送する多チャンネル放送に重点を置いています。

用しています。

電磁波の研究で有名なカロリンスカ研究所（スウェーデン）のヨハンソン博士に、地デジの電波について訊ねたところ、「アナログ波よりデジタル波のテレビ放送の方が、影響が大きく有害だろう」と言われました。

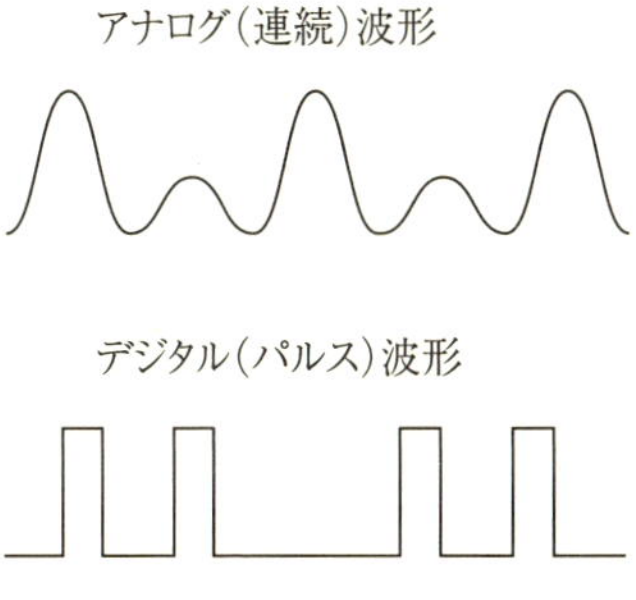

アナログ波形とデジタル波形

荻野晃也著『危ない携帯電話』（緑風出版）より

Q2 総務省が掲げる「u-Japan計画」とは何ですか？

電波の再編によって、私たちの生活はどのような影響を受けるのでしょうか？今後、社会全体の電磁波使用量はますます増えるのでしょうか？

ユビキタスネット社会を目指す総務

総務省は、二〇〇四年五月、「u-Japan（ユー・ジャパン）構想」を発表し、いつでも、どこでも、何でも、誰でも快適にインターネット等の情報通信システムを利用ができるユビキタスネット社会を、二〇一〇年に実現することを目指しています。

「ユビキタス」とは、「どこにでも存在する」という意味のラテン語です。至るところで、自由に手軽に情報通信ネットワークや通信サービスを利用できる環境を、一般に「ユビキタスネットワーク」と呼びます。「ユビキタスネット社会」は総務省の造語です。

総務省の資料によると、ユビキタス社会が実現すれば、身の回りのあらゆる機器や情報端末、電子タグのついた物品が、通信ネットワークを通じて接続され、モノ同士で情報を送受信したり、どこにいても簡単に情報を引き出したり、操作でき

電子タグ

ICチップとアンテナを内蔵したタグで、電波を利用してチップ内の

るようになります。例えば、外出先から空調や照明を調整したり、玄関の施錠《せじょう》を確認できます。照明などのスイッチやドアの開け閉めを簡単な身振りや手振りで操作したり、トイレやベッド、指輪に組み込まれたセンサーが血圧や脈拍を測定し、医療機関に送り、健康状況をチェックできます。モノ同士の情報交換も可能で、洗濯機が服についた電子タグを読み取り、最も適した洗い方を選択するそうです。

まるでSF映画のような生活ですが、外出先から照明をつけたり、鍵をかける技術はすでに実用化され、導入しているマンションもありますし、電子マネーの利用で情報を読み書きすることができます。商品の管理、製造履歴の記録などに利用でき、幅広い分野での利用が予測されています。一方、情報が追跡されプライバシーが侵害される可能性や、ゴミとして処分された時の問題も指摘されています。

ユビキタスネット社会のイメージ

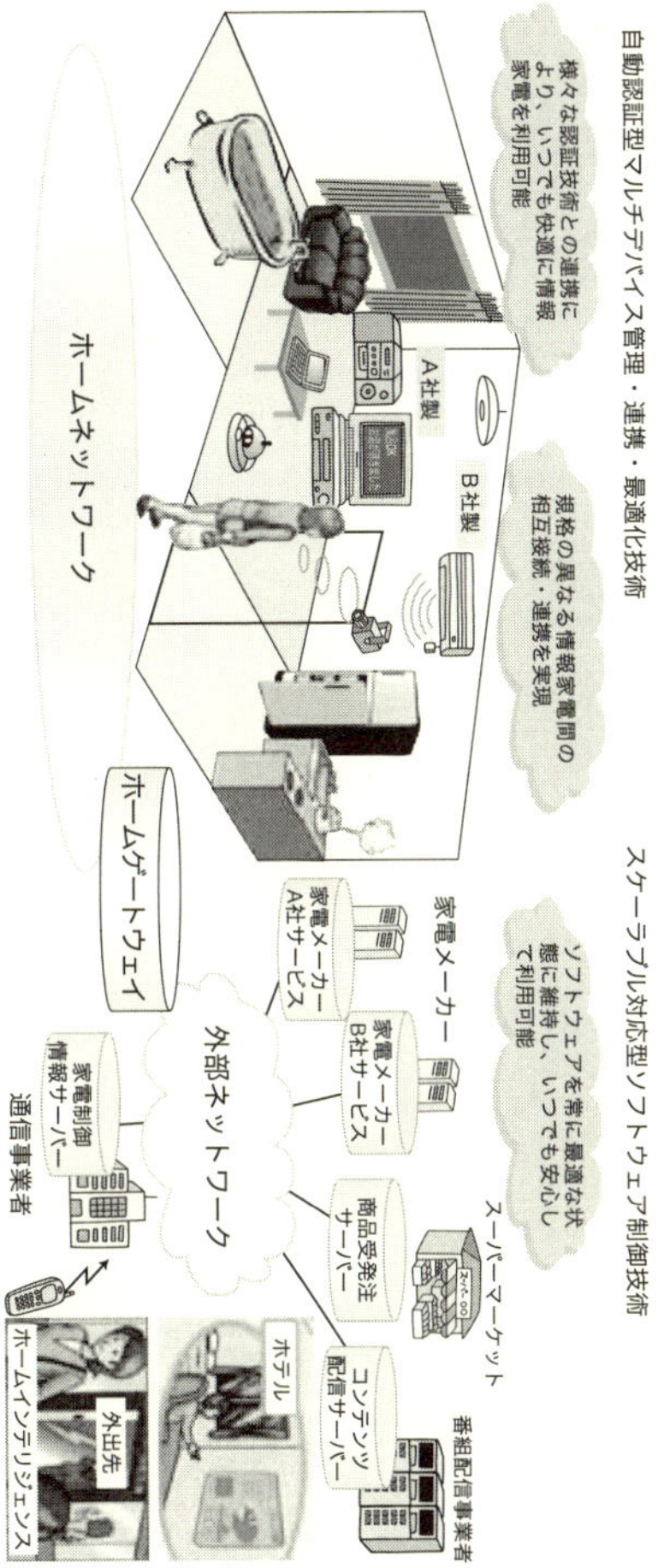

出典：『平成19年版情報通信白書』総務省

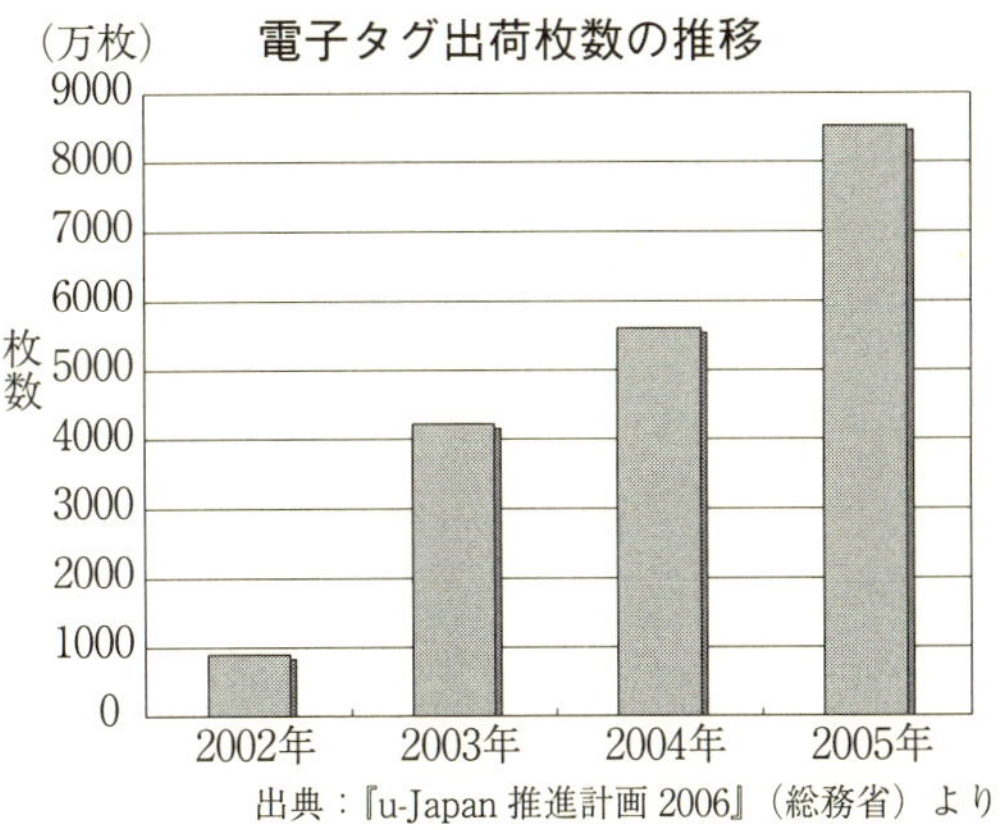

出典：『u-Japan 推進計画 2006』（総務省）より

用も増加しています。

すでにユビキタス社会は始まっているのですが、総務省が計画するさらに高度なユビキタス社会を実現するためには、高速で大容量の通信を行えるブロードバンド環境の整備が不可欠です。総務省は、二〇一一年年までに、携帯電話や地上波デジタル放送の電波が届かない地域が無くなるようにし、全国民が高速・超高速通信を利用できる環境を整えようとしています。

地上デジタル放送や受信機であるテレビも、このユビキタス社会で重要な役割を果たすことになります。地デジを推進する本当の目的は、ユビキタス社会を実現させるためと言ってもいいでしょう。

ユビキタスネット社会では、ネットワーク接続できる機能がついた家電製品やAV機器が家庭内の通信ネットワーク「ホームネットワーク」を形成し、相互に情報を送受信できるようになります。外部の通信ネットワークと接続する窓口（ホームゲートウェイ）になるのが、地上デジタル対応のテレビです。

二〇〇五年に総務省が発表した「ICT政策大綱（ユビキタスネット社会の実現に向けて）」でも、「家庭における情報のゲートウェイとして、中核的な役割を担うことが期待されているデジタルテレビも急速に普及が進んでいる」と書かれています。

第四世代携帯電話の開発

ユビキタスネット社会を実現するためには、無線ブロードバンドの環境を整備

ブロードバンド

光ファイバーのように、画像も高速で送れる伝達速度が早い通信回線をブロードバンドといいます。これに対して、一般家庭の電話回線のように伝達速度が遅い通信回線をナローバンドと呼びます。

デジタル情報家電

電気製品の高機能化が進み、DVDレコーダーやデジタルテレビなどのAV機器をはじめ、洗濯機や冷蔵庫、エアコンのような家電にもデジタル技術が組み込まれています。このような電気製品をデジタル情報家電と呼びます。

総務省は、デジタル情報家電のネットワーク化について検討を重ね、状況に応じてソフトウェアを更新する技術や、規格が違う家電の接続や連携について研究をしています。

コンテンツのダウンロードに必要な時間

通信環境（通信速度）	音楽CD1枚	映画1本
第2.5世代携帯電話（28.8Kbps）	約5時間半	約278時間
ISDN（64Kbps）	約2時間半	約125時間
無線LAN（10Mbps）2.4GHz帯	約1分	約1時間
無線LAN（50Mbps）　5GHz帯	約11秒	約9分
光ファイバー（100Mbps）	約6秒	約5分

参考：炭田寛祈『電波解放戦略で情報通信ビジネスはこう変わる』（東洋経済新報社）

しなくてはいけません。そのために、次世代携帯電話である第四世代携帯電話の開発と、屋内外の無線ＬＡＮの高度化が必要だと考えられています。

総務省は、二〇一〇年からの第四世代携帯電話のサービス開始を目指し、研究を進めています。第四世代の通信速度は光ファイバー並み（一〇〇Ｍｂｐｓ）になる見込みです。総務省の『平成一七年度版ＩＣＴ政策大綱』によると、音楽ＣＤ一〇曲をダウンロードするのに、第二世代携帯電話では約二日、第三世代携帯電話では約四時間かかりますが、第四世代では五〇秒で完了するようになります。

第三世代では主に二ＧHz帯が使われていますが、第四世代では三・四～四・二、四・四～四・九ＧHz帯の利用が検討されています。Ｑ１で説明したように、周波数が上がるほど伝達できる情報の量は増えますが、波長は短くなり、障害物にあたると反射しやすくなるので、電波が遠くに届きにくくなります。そのため、携帯電話基地局の数はますます増えることになります。

無線ＬＡＮは、二・四ＧHz帯が主に普及していますが、

ＩＣＴ

ＩＣＴは、Information and Communication Technology（情報通信技術）のこと。

ｂｐｓ（ビーピーエス）

情報の伝送速度を示す単位で、一ｂｐｓは、一秒間に英字一文字を伝送できる伝送速度です。ちなみに、一Ｍｂｐｓ（メガビーピーエス）は、一〇〇万ｂｐｓです。

電子レンジが使用している周波数と重なることや、さらなる高速化を目指す傾向もあり、今後は五GHz帯が主流になる見込みです。公衆無線LANのサービスは需要が増加し、〇六年一二月現在の契約者数は約五九〇万件で、PHSの約四八九万件を上回っています（ちなみに、携帯電話契約数は約九五〇〇万件です）。

東京では、四・九GHz帯を利用したWiMAX（ワイマックス）のサービスも始まっています。これは、無線LANよりもカバーエリアが広く、有線ブロードバンドを整備するのが難しい地域でも高速通信を行うことができます。〇九年三月には、二・五GHz帯を利用した無線通信サービスが全国で始まる見込みです。

家庭やオフィス、空港、ホテルのロビーなどのパブリックスペースで超高速無線LANを使えるよう、ミリ波帯（三〇～三〇〇GHz）を利用した超高速無線LANの技術開発も進んでいます。これは二〇一〇年頃の実用化を目指しています。デジタル技術を組み込んだ電話やテレビ、冷蔵庫などの家電を無線でネットワークに接続するために、五GHz帯が割り当てられる見込みです。実用化されれば、これらのデジタル家電が無線で結びつき、家の中を五GHz帯の電波が飛び交うことになります。

このままでは、屋内でも屋外でも、五GHz帯という非常に高い周波数帯に被曝する機会が増えそうですが、急速に被曝量が増えている状況に危機感を覚えます。

無線LANと公衆無線LAN

LANとはローカル・エリア・ネットワークの略称で、建物の中など、限られた範囲で、インターネットにつないだり、パソコンの間で情報交換を行うネットワークです。

LANを作るには、有線と無線の二つの方法があり、有線LANはケーブルの設置が必要ですが、無線LANはアクセスポイントを設置するだけなので、低予算で設置できます。

機器を有線でつながなくても良い手軽さが受けて、会社だけでなく家庭で導入されています。ただし、電波の飛ぶ範囲をコントロールするのが難しいため情報漏洩の怖れがあり、被曝量も高くなります。

公衆無線LANとは、アクセスポイントを設置し、インターネットに接続できる場所です。駅や飲食店、ホテルなど様々な場所に「ホットス

割り当てられた周波数と利用形態

周波数帯	主な利用形態	伝送速度
2.4GHz	1.オフィス等での無線LAN 2.無線インターネットアクセス 3.家庭内ネットワーク 4.建物間のアクセス回線等	54Mbps
4.9GHz (4.9～5.9GHz) 5.03GHz (5.030～5.091GHz)	無線インターネットアクセス	54Mbps
5.2GHz(屋内)	1.オフィス等での無線LAN 2.無線インターネットアクセス 3.家庭内ネットワーク	54Mbps
5.3GHz(屋内)	1.オフィス等での無線LAN 2.無線インターネットアクセス 3.家庭内ネットワーク	54Mbps
5.6GHz	1.オフィス等での無線LAN 2.無線インターネットアクセス 3.家庭内ネットワーク 4.建物間のアクセス回線 等	54Mbps
18GHz	公共業務用無線アクセス	156Mbps
22/26/38GHz	加入者系無線アクセス	10Mbps 156Mbps
25/27GHz	1.無線インターネットアクセス 2.アクセスポイントへの中継用回線 3.オフィス等での無線LAN 4.家庭内ネットワーク	100Mbps 400Mbps

出典：『平成19年版　情報通信白書』（総務省）

ポット」とも呼ばれる公衆無線ＬＡＮがあります。

テレビ操作も無線ＬＡＮ

ＳＯＮＹは二・四ＧＨｚ帯の無線ＬＡＮを利用したテレビ用のリモコンを開発しています。従来の赤外線リモコンはテレビに向けて操作する必要がありましたが、新開発のリモコンはテーブルの上に置いたままでも、家具など障害物が間に存在しても操作できます。今話題の任天堂のゲーム機「ｗｉｉ」も無線技術を利用しています。このような機器は今後も増えていくと思われますが、メーカーは健康影響や電波の干渉などを十分に考慮するべきです。

ユビキタス化の経済効果

総務省は二〇〇一年に、通信環境のインフラ整備を促進する「e-japan（イー・ジャパン）計画」をスタートさせ、ブロードバンド環境を整えてきました。その後、利用の促進に重点がおかれ、ユビキタスネットワークの形成が目標になりました。

『平成一九年版　情報通信白書』によると、総務省は、「ユビキタスネットワークの進展を図るため、引き続き各種政策を積極的に推進していく」方針です。それは「人口減少下において、日本経済の潜在的な成長可能性を高め、経済活力を維持・向上させる可能性を伴うものであり、重要性がきわめて高いからである」と説明しています。

情報通信産業の実質GDP（国内総生産）は、一九九五年以降伸び続け、二〇〇五年度は前年比一〇・三％増の六六・八兆円でした。九五年から〇五年までの主な産業の実質GDPを比較すると、情報通信産業の年平均成長率は七・三％でトップです。次いで、電気機械（六・二％）、輸送機械（二・三％）が続きます。今や情報通信産業は、全産業の中で最大規模の産業に成長しています。

ユビキタスネット社会が実現すると、産業だけでなく、個人の生活のあらゆる場面に情報通信ネットワークが浸透することになります。身の回りのあらゆる機器がデジタル家電になり、家電メーカーやコンテンツ市場、電子マネーによる取引など様々な分野に経済効果が期待できると総務省は考えています。

また、第四世代携帯電話の技術を世界に先駆けて実用化することも重要な課題と位置づけられています。第二世代携帯電話は、欧州が採用した方式（GSM）が世界標準になり、世界市場の約七〇%を占めています。それに対して、日本の方式（PDC）は、海外ではほとんど普及しませんでした。日本の企業は海外のシェアを奪われた形になり、その巻き返しを図るためにも、総務省は第四世代携帯電話の開発に積極的なのです。

『平成一六年版　情報通信白書』では、ユビキタスネットワークの整備が進めば、関連市場への直接的な経済効果は二〇一〇年に約八七・六兆円、他の市場への経済効果は一二〇・五兆円になると予測されています。また、携帯電話や放送事業など電波利用関連分野の市場規模は、二〇〇〇年は約一九兆円でしたが、一三年には九二兆円になると予測されています。

ユビキタスネット社会のリスク

前述したSF映画のような生活を望む人がどれほどいるのかわかりませんが、総務省は、ユビキタスネット社会では無線通信で利用される電磁波が増加し、被曝量も増えることなどを、国民に説明し、選択の機会を与えるべきです。

五〇頁で説明するように、微量の電磁波に被曝しただけで体調が悪化する電磁波過敏症という病気があり、発症者が世界的に増えています。発症者は被曝をできるだけ避けるよう医師に指示されますが、電磁波があふれるユビキタス社会では、

ブロードバンド世帯カバー率

	2005年度（平成18年3月末）	2006年度（平成19年3月末）	2010年度政府目標［ブロードバンド・ゼロ地域の解消］
いずれかの※1ブロードバンド	94%（4,733万世帯※3）	95%（4,863万世帯※3）	100%
超高速※2ブロードバンド	80%（4,015万世帯※3）	84%（4,268万世帯※3）	90%

●IT新改革戦略（平成18年1月19日　IT戦略本部）
●次世代ブロードバンド戦略2010（平成18年8月11日　総務省）

※1　いずれかのブロードバンドとは、FTTH、DSL又はケーブルインターネット等を指す
※2　超高速ブロードバンドとは、上り下り30Mbps級以上のブロードバンドを指す
※3　総世帯数は各年度末現在の住民基本台帳に基づく世帯数

出典:『平成19年版　情報通信白書』総務省

被曝を避けたくても避けられず、常に体調不良に苦しむことになります。

たとえ、それぞれの電磁波発生源からの被曝がわずかでも、発生源が増えれば、被曝量はますます増大していきます。また、電磁波が増えれば、他の機器に干渉して誤作動を起こすリスクも高まるでしょう。電磁波に大量に被曝し、誤作動のリスクを抱えてまで、このような情報通信システムが必要なのでしょうか。

総務省は「現行の電波防護指針内なら安全」という〝前提〟のもとに計画を進めています。日本の電波防護指針は八〇年代の文献を中心にまとめたものですが、〇二年以降、基地局周辺で発がん率が高く、頭痛や不眠、うつ病など、さまざまな健康障害が起きやすいことを示す疫学調査が続々と報告されています。

欧州諸国では、日本とは比較にならないほど電磁波の健康影響が頻繁に報道され、健康リスクが広く知られています。世界に通用する商品を作るなら、健康リスクや他の電子機器への影響が少ない、安全なシステムの開発に力をいれるべきではないでしょうか。低コストで安全な通信技術が開発されれば、世界中に喜んで受け入れられることでしょう。

電子マネー

「Ｅｄｙ」「ｎａｎａｃｏ」など、携帯電話機やカードを読み取り機にかざすだけで決済ができる電子マネーが、相次いで発行されています。

携帯電話やカードにはＩＣチップが搭載され、読み取り機とＩＣチップは、電磁波を利用して情報をやりとりしています。

ＩＣカード乗車券も首都圏や近畿地方を中心に各地で導入されています。ＪＲ東日本などが発行する「Ｓｕｉｃａ」や、ＪＲ西日本の「ＩＣＯＣＡ」が代表的な例です。なお、Ｓｕｉｃａには、ＩＣチップを内蔵した携帯電話「モバイルＳｕｉｃａ」もあります。

被曝量が増加するだけでなく、電波を傍受されて情報を盗まれるリスクもあります。

Q3 電磁波の規制値は、国によってどのように違うのですか?

日本の電磁波の規制値より、遥かに厳しい値を設定している国もあります。国際的にみて、日本の規制値や政府の対応には問題があるのでしょうか?

古い規制値にしがみつく総務省

総務省は、「世界最先端のユビキタスネットワーク」を作ろうと、電波の再編や無線通信インフラの整備に力を入れています。そのため、私たちの被曝量は増加する一方です。

日本の電磁波被曝の規制値は、国際的な基準値である国際非電離放射線防護委員会(ICNIRP)の規制値を上回っています。ICNIRPの基準値は、これ以上被曝してはいけないという上限値を定めているのですが、その値を超えているのです。

しかも、この基準値は短期間被曝した場合の熱効果だけを考慮して作られています。テレビ送信施設や携帯電話基地局の側で暮らし、長期間被曝した影響を考えると、本来なら、ICNIRPの規制値を下回る規制値を考慮するべきです。

EU(欧州連合)は、一九九九年七月、EU加盟国の一般人の被曝規制値はIC

ＮＩＲＰのガイドラインと同じか、それよりも厳しい値にしなくてはいけないと勧告しています。

問題なのは、日本の電波防護規制値が一九八〇年代に行われた古い研究を元にしていることです。二〇〇〇年以降、携帯電話電磁波の健康影響を指摘する研究が続々と発表され、それらの結果を受けて、規制値を引き下げている国や自治体も増えています。早急に見直しをするべきなのですが、総務省は「現時点ではこの電波防護指針値を直ちに改訂する必要はない」と考えています。「指針値を超えない電磁波により、非熱効果《ひねつこうか》を含めて健康に悪影響を及ぼすという確固たる証拠は認められない」というのが、その理由です。

一方、オーストリアのザルツブルグ州のように、日本の一〇〇〇万分の一以下という厳しい値を勧告している自治体もあります。次頁の表にあるように、中国、ロシア、スイスなど規制値が一桁か二桁しかない国もあり、日本の規制値がいかに高いかがわかります。

携帯電話基地局の増加

携帯電話の契約会社を変えても、同じ電話番号を使うことができる番号ポータビリティ制度が二〇〇六年から始まりました。これを受けて、各社は顧客《こきやく》を獲得するため、携帯電話基地局を増設しました。第四世代携帯電話が始まれば、基地局の数はさらに増加します。

熱効果と非熱効果

電磁波の被曝影響には、熱効果と非熱効果があります。電磁波に被曝することで体温が上昇する「熱効果」の存在は以前から知られていました。しかし、熱効果が起きないほど弱いレベルでも、睡眠や免疫に関わるホルモンが減少したり、細胞を酸化させＤＮＡを傷つけるフリーラジカルが増加するなどの非熱効果があることが分かってきました。

携帯電話加入者の増加

世界の携帯電話加入者は、二〇〇五年現在で約二一・七億人です。〇一年は約九・六億人ですから、四年間で二倍に増えたことになります。

携帯電話が急速に普及する一方で、基地局からの電磁波で健康被害が起きるのではないかという不安が世界的に高まり、各国で建設反対運動も起きています。

WHO（世界保健機関）は二〇〇〇年六月、「携帯電話とその基地局（ファクトシート一九三）」という文書を発表し、「立地決定には景観や住民感情に留意するべきで、幼稚園、学校、遊び場の近くに基地局を選ぶ際には特別な配慮が必要」と述べています。

二〇〇四年一月、総務省は各携帯電話事業者に宛て、地域住民への周知方法に関する文書を出しています。電磁波の影響を心配した住民が「設置に反対するケースが依然として見られる」ので、住民から安全性について説明を求められた場合、「電波防護基準を遵守《じゅんしゅ》するものである旨を説明すること」と説明しています。

総務省は「現行の電磁波防護規制値以内なら安全」という「前提」に立って全ての政策を進めています。事業者が基地局の説明会を開いたとしても、「基地局から発生する電磁波は国の基準値以下だから安全」と通り一遍《いっぺん》の説明を繰り返すだけで、安全性の根拠や、海外で行われている疫学調査《えきがくちょうさ》

各国の被曝量の規制（単位：μW/㎠）

国名	テレビ* 470〜710MHz	携帯電話 900MHz	携帯電話 1.8GHz
ICNIRP	235〜355	450	900
アメリカ 日本	313〜473	600	1000
フランス ドイツ オーストラリア スウェーデン	235〜355	450	900
イタリア	被曝限界100 注意値10 品質目標10	被曝限界 400 注意値 10（屋内） 品質目標 10（屋外）	
中国	中間区40 安全区10	38	38
ロシア	10	10	10
スイス	2.4	4.2	9.5

*1 テレビの周波数はチャンネルによって違う。日本の地デジで使われる周波数帯で比較した。
参考資料：『諸外国における電磁波防護規制等に関する調査報告書』（総務省）（www.tele.soumu.go.jp/j/ele/body/pr/2005/report.pdf）WHO電磁場プロジェクト　EMF World Wide Standards Database（www.who.int/peh-emf/standards/emf_model/en/index.html）

の結果を否定する理由について、住民が納得できる回答は得られません。

ＷＨＯの国際電磁場プロジェクトは「携帯電話とその基地局」の中で、「不信感・不安感を小さくするためには、科学者、政府、一般市民間のコミュニケーションや健康に関する情報伝達の効果的なしくみが必要」としています。

しかし、日本では携帯電話基地局の設置場所さえ公開されていません。総務省は、携帯電話基地局の数や設置場所、使用している周波数など、基地局に関する情報を把握していますが、住民が尋《たず》ねても教えてくれません。

〇七年七月、紙智子参議院議員は政府に対し、電磁波対策に関する質問主意書を提出し、基地局の情報を公表するべきではないか、と尋ねました。総務省は、企業の利益を害する怖れがあることや、「犯罪の予防その他の公共の安全と秩序の維持に支障を及ぼす怖れがあること等により明らかにしない」と答えています。

ところが、海外には基地局の位置など関連情報を公開している国はたくさんあります。フランス、イギリス、スイス、ドイツ、オランダ、スウェーデンなどでは、インターネットで調べることができるのです。

また、一一二頁以降で詳しく紹介しますが、電磁波の健康影響を指摘する研究が近年、続々と発表されています。それを受けて規制値を引き下げている国もあるのに、開かれた議論も充分な情報公開もなく、一方的に「現行の規制値以内だから安全」といわれても納得はできません。

ＷＨＯの電磁場プロジェクト

ＷＨＯは電磁波の生体影響を検証するため、電磁場プロジェクトという研究チームを立ち上げています。本文で触れた「携帯電話とその基地局」のように文書（ファクトシート）を発表し、見解を発表しています。

このファクトシートは、ＷＨＯ電磁場プロジェクトのホームページ（www.who.int/peh-emf/publications/facts/factsheets/en/index.html）で公開され、日本語訳も出ています。ただし日本語訳は、原文と異なる文章も時々見受けられるので、原文（英語）と比較した方がよいでしょう。例えば、ファクトシート二九六の原文では、「大勢の人が（中略）健康問題を訴えてきた」という文章が「一部の人々が」と訳されています。

研究を反映して規制値を引き下げ

オーストリアは、ＩＣＮＩＲＰのガイドラインに準じて被曝規制値を定めていますが、同国のザルツブルグ州は独自に厳しい対策を打ち出しています。同州では携帯電話基地局の反対運動がきっかけになって、一九九八年五月、建築法が改正され、基地局の設置手続き、審査などが規定されました。

また同年四月から、市民と携帯電話事業者の間で、電磁波の防護基準や防護対策が話し合われました。半年間というもの、一～二週間に一度のペースで、市民が参加する円卓会議が開かれ、「建設地点の基地局の自由見学」「全ての基地局の場所、大きさ等の情報公開」「建設予定地の市民による視察」「基地局の規制値は州政府勧告値の〇・一μW／㎠とする」という合意に達しました。

同州政府は、携帯電話電磁波の研究プロジェクトを一九九三年に立ち上げ、公衆衛生局は電磁波の生体影響や基地局周辺で起きている問題、他国の政策などについて研究を重ねてきました。

二〇〇〇年には、各国の研究者を招いて国際会議を開き、電磁波の規制値として〇・一μW／㎠という、当時でもきわめて低い値を提案しました。しかも、二〇〇二年二月には、携帯電話電磁波の総量が屋外で〇・〇〇一μW／㎠、屋内で〇・〇〇〇一μW／㎠というさらに厳しい規制値を勧告しています。これは勧告値なので法的な強制力はなく、残念ながら無視する携帯電話事業者も存在するようです。

同州公衆衛生局のゲルド・オバーフェルド博士に尋ねると、「これらの数値は経

基地局の情報公開

イギリスではwww.sitefinder.ofcom.org.uk、フランスではwww.cartoradio.fr、スイスではwww.funksender.chで携帯電話基地局の情報を公開しています。

ザルツブルグ州の研究

同州公衆衛生局のホームページ（www.salzburg.gv.at/celltower）で、二〇〇〇年の国際会議で発表された論文が紹介されています。なお、これらの論文は『ザルツブルグ国際会議議事録』として日本語に翻訳され、ガウスネット（電話〇四二―五六五―七四七八、ファックス〇四二―五六四―八六六四）から発行されています。

験的な科学的証拠に基づいているが、携帯電話利用者からの強い抵抗は今もある」ということでした。しかし「一般の人や医師、教師、学校などにインターネットやテレビなどのメディア、国際会議を通じて情報を提供し、人々の健康を守るために採用した基準値を守らせるようにしている」そうです。

「センシティブ・エリア」を設けるイタリア

イタリアでは二〇〇一年に、電磁波に関する法律「電場、磁場、電磁場の曝露に対する防護枠組み法」が制定されました。この法律は「被曝影響から労働者と一般の人々を守る」「長期的な被曝影響を調べるため、科学的研究を促進する」「欧州連合条約（マーストリヒト条約）にある予防原則に沿う予防的措置をとる」ことなどを目的としています。

イタリアの特徴は、規制値を三段階に分けていることです。絶対に超えてはいけない「被曝限界」、予防措置としてさらに厳しく設定された「注意値」、将来の最終的な目標である「品質目標」です。

人々が一日に四時間以上過ごす場所や、子どもの遊び場、学校、病院、住宅、住宅の屋外施設《おくがいしせつ》（バルコニー、テラス、中庭など）は、「センシティブエリア（影響を受けやすい場所）」と名付け、被曝限界よりも厳しい注意値の対象とされています。

イタリアでは長期的な被曝影響を考慮し、ＩＣＮＩＲＰよりも低い値になっているのですが、さらに条件を設けている自治体もあります。

イタリアの健康被害

イタリア南東部にあるボルトゥリーノ村では、一九七六年にラジオとテレビ送信用のアンテナが建ってから、周辺で奇形動物がひんぱんに生まれるようになり、社会問題になっています。イタリアの市民団体「エレクトロスモッグ・ボルトゥリーノ」代表のアントニオ・ガグリアールディさんによると、前足が後ろ足と同じ形になった子牛、頭部が変形した馬、片足だけが異常に大きなウサギなどが生まれ、「虚弱や不眠、白内障、がんになる住民も多い」そうです。

アブルッツオ州では、一九九九年、出力が三五〇W以下の携帯電話基地局は民家から五〇m離すこと、出力三五〇W以上のテレビ・ラジオ放送アンテナは、民家から一km以上離すよう規制されています。エミーリア・ロマーニャ州は、テレビ・ラジオの放送アンテナを三〇〇m以上離すよう、トスカーナ州では、民家や幼稚園から五〇m以内に基地局を設置しないことを定めています。

住民に情報を公開するスイス

スイスもイタリアのように、人々が長期間過ごす屋内《おくない》や子どもの遊び場などを、電磁波の「影響を受けやすい場所」と考え、他の場所よりも規制値を厳しくしています。この「影響を受けやすい場所」は、具体的には託児所や幼稚園、子どもの遊び場、学校、住居、病院、オフィスなどが対象になります。

スイスでは、携帯電話基地局やテレビ・ラジオ放送アンテナの位置をホームページで公開しています。新たに基地局を設置したり、既存の基地局に何らかの変更を加える場合は、想定される被曝量を計算し、管轄《かんかつ》する自治体へ提出しなくてはいけません。提出された書類は公開され、住民は反対意見を述べ、提訴することができます。

電磁波過敏症への対策をするスウェーデン

携帯電話や身の回りの電気製品、送電線などから発生する電磁波に反応して体調を崩す電磁波過敏症《でんじはかびんしょう》という病気があります。スウェーデンは、電磁波過敏症を身体障害の一つとして公式に認め、発症者は他の障害者と同様に支援を受けることができます。具体的な支援の内容は五六頁で詳しく触れます。

電磁波過敏症になると、携帯電話基地局から発生する電磁波にも反応するので、どこに基地局があるのかを知るのはとても重要です。しかし、通信部門を監督する国家郵便通信省は、携帯電話基地局の位置を記した地図を公表しようとしなかったので、ストックホルム市では社会党が自分たちで地図を作り、市内や郊外にある基地局の位置を、〇五年五月からホームページで公開しています。その後、スウェーデン政府は、国内の全基地局の位置を国家郵便通信省のホームページで公開することを決めたそうです。

ストックホルム市社会サービス部門副代表のオロフソンさんは、「市民には、家の近くにある基地局について情報請求する権利がある」と、〇六年五月に同市で開かれた電磁波過敏症の国際セミナーで述べています。

安全地帯を設けるドイツ

ドイツでは、テレビ・ラジオ放送アンテナから発生する電波が、心臓ペースメーカーに影響を与えるのではないかという懸念《けねん》があるため、安全地帯をペースメーカー装着者《そうちゃくしゃ》に知らせ、危険を避けるよう注意を促しています。

独自の対策をとる自治体も多く、ベルリン州では、州政府や自治体が所有する

スイスの電磁波対策

スイスの環境森林景観庁が国民向けに出したブックレットを、電磁波問題に詳しい市民科学研究室が翻訳して、ウェブサイト（http://www.csij.org/01/csij-journal-006-emf.pdf）で公開しています。身近にある電磁波発生源や電磁波対策について説明されています。

建物に、携帯電話基地局を設置することを認めていません。

バイエルン州では、携帯電話事業者が基地局の建設予定を報告するよう義務づけられ、アンテナの設置場所をできるだけ他社と共有するという協定が一九九九年に結ばれています。州内の六都市では基地局の設置は、携帯電話会社や州政府、環境省、環境団体などが円卓会議を開いて決定するという試みも行われています。

また、州内四〇〇カ所で、定期的に電磁波測定を行い、研究に役立てようとしています。政府の電気通信郵便規制庁も、国内の基地局の計測地点と計測データをホームページで公開しています。

フランスではパリ市が積極的に対策

フランスはＩＣＮＩＲＰのガイドラインに従っています。ただし、パリ市は二〇〇三年に携帯電話会社と協定を結び、生活環境におけるＧＳＭ携帯電話（九〇〇MHzと一八〇〇MHz）基地局からの被曝量が、二四時間平均で二Ｖ／ｍ（電力密度に換算すると約一μW／㎠）以下になるよう求めています。

ＩＣＮＩＲＰの基準では、九〇〇MHzで四一Ｖ／ｍ、一八〇〇MHzで五八Ｖ／ｍなので、パリ市は二〇・五倍、または二九倍厳しい値になります。携帯電話会社がこの規制値を守っているかどうか、フランス周波数局（ＡＮＦＲ）か独立検査機関が測定し、その結果はＡＮＦＲのホームページで公表されます。二Ｖ／ｍを超えていた場合、携帯電話会社は被曝量を下げる対策を一カ月以内に提出しなくてはいけません。

また、携帯電話会社とパリ市は、基地局の設置をテーマに、年に一度公開討論会を開催することになっています。この討論会では、住民や市民団体、議員、関係省庁など、さまざまな立場から議論をかわすことができます。

パリ市以外の自治体も、携帯電話会社と協定を結び、基地局の設置や測定について取り決めをしています。

電磁波の研究が進んでいるロシア

ロシアは、ソビエト連邦の時代から電磁波の研究が行われています。そして五〇年以上の研究蓄積を元に、ICNIRPの熱効果だけを考慮した規制では、労働者や一般の人々を守れないと考え、ほとんどの西欧諸国よりもはるかに厳しい規制値を設けています。

ロシア国立非電離放射線防護委員会は、一六歳以下の子どもや妊婦《にんぷ》は携帯電話を使うべきではない、通話は最長でも三分以内に制限し、他の通話を始めるまで最低でも一五分間待つようにアドバイスをしています。

また、次の様な症状がある人は、携帯電話を使うべきではないと指示しています。それは、精神病や神経衰弱、脅迫ヒステリー性障害のような神経学的疾患、記憶喪失、睡眠障害、てんかんなどです。

携帯電話のメーカーと小売り店は、これらの勧告と、携帯電話について全ての

最新の研究報告を知るために

米国立医学図書館が運営するPubMeD（http://www.ncbi.nlm.nih.gov/sites/entrez）では、約四八〇〇誌で発表された医学論文を検索し、要約を読むことができます（英語のみ）。

関連する健康と疫学データ、電話の被曝レベル、測定した研究所の名前を、技術的な仕様書《しようしよ》と一緒に提示しなくてはいけません。

中国でも日本より厳しい規制が

中国政府は、疫学調査と統計に基づいて、規制値を定めています。一般人を対象にした規制では、被曝エリアを「一級標準（安全区）」「二級標準（中間区）」「超二級標準」にわけています。一級標準（安全区）は、乳幼児や妊婦、老人、病人、障害者などが長期間居住または働く場所で、どんな有害影響も受けてはいけないところです。

二級標準（中間区）は、テレビ局やレーダーなどの下で、潜在的な悪影響を受ける可能性がある場所です。ここには、工場や事務所など常時滞在しない施設は建てられますが、住宅や学校、病院などは建設できません。

超二級標準は、有害な影響を与える可能性がある場所で、農産物などを作ることはできますが、人が活動する建物を建設することはできません。

なお、『上海日報』（二〇〇六年一一月三〇日付）によると、北京市環境保護局は、「市街地の電磁波汚染を抑えるため、今後五年以内にラジオとテレビ放送施設四基を新しい場所に移動させる」と発表しています。「四基の電波塔からの電磁波は規制値内だが、周辺には人口が密集した住宅地域があり、電磁波被曝のリスクが高すぎる」からです。

Q4 世界保健機関は、電磁波の影響についてどう考えているのですか？

各国が独自の規制に乗り出す中、世界保健機関（ＷＨＯ）は、電磁波の健康影響についてどのように考え、どのように対応しているのでしょうか？

電磁場プロジェクトの設立

一九七九年、送電線から発生する低周波電磁波の影響で小児白血病が二・九八倍、脳腫瘍が二・四〇倍増えるという論文がアメリカで発表されました。その後も電磁波が健康に悪影響を与えるのではないか、と指摘する論文がイギリス、スウェーデン、オーストラリアなど各国から続々と発表され、電磁波の健康影響に対する懸念が世界的に高まっていきました。

世界保健機関（ＷＨＯ）は、一九九六年に国際電磁場プロジェクトという部門を設立し、発表された科学的文献を再検討し、正式な健康リスク評価を行い、国際的に許容できる電磁場基準を策定することにしました。

科学的な作業は、イギリスの放射線防護委員会、ドイツ連邦放射線防護庁、スウェーデンのカロリンスカ研究所などヨーロッパの三つの組織と、アメリカ食品医薬品局、アメリカ環境衛生科学研究所、アメリカ労働安全衛生研究所などアメリカの三つの組織、日本の国立環境研究所、国際非電離放射線防護委員会（ICNIRP）が運営しています。

欧州の組織より、日米の比率が高いのは、国連分担金の影響が反映されているのかもしれません。WHOは国連の専門機関の一つで、加盟国は国連と諸機関の活動経費を分担して支払っています。日本とアメリカの分担金はそれぞれ約二〇%で、大きな割合を占めています。欧州諸国は電磁波の健康影響に鑑み、電磁波の規制を進めていますが、日米は規制を緩めたい側です。国内の規制値が、国際的なガイドラインであるICNIRPの値を上回っているのも日本とアメリカだけです。

対応の遅いWHO、予防対策を進めるEU

これまでに電磁波の健康影響や電磁波過敏症について「ファクトシート」と呼ばれる公式文書がいくつか発表されています。WHOは短期間に強い電磁波に被曝した際に起こる急性影響は認めていますが、弱い電磁波に長期間、被曝した場合の影響については、「確信の持てる証拠はない」と、今までは述べてきました。

WHOのがん研究の専門機関である、国際がん研究機関（IARC）が二〇〇一年に「超低周波電磁波は発がん性の可能性がある」と認定した際も、国際電磁場プロジェクトは「動物実験では、がんを発生させたり促進させたりしない」と異議を唱えています。「平均磁場被曝が三～四mGを超える住民は、子どもの白血病が二倍になるかもしれない」が、「電力供給が二四〇V（ボルト）の場合、このような被

WHOの環境保健基準とファクトシート

ファクトシートは、WHOのホームページ（www.who.int/peh-emf/publications/facts/factsheets/en/index.html）からダウンロードできます。

環境保健基準の全文（英語）と、日本語訳された第一章「要約およびさらなる研究のための奨励」はwww.who.int/peh-emf/publications/elf_ehc/en/index.htmlで、ダウンロードできます。市民科学研究室は、目次、序言、第一章、第一二章「健康リスク評価」、第一三章「防護手段」を訳し、ホームページ（http://www.csij.org/）で公開しています。

曝は人口の一%以下」で「排ガスやコーヒーも発がん性の可能性がある物質として分類されている」が、「コーヒーを制限する対策はとられていない」と述べ、規制には消極的です（ファクトシート二六三「超低周波電磁場とがん」）。コーヒーのような嗜好品《しこうひん》は、個人の意思で飲むかどうかを決められます。否応無《いやおうな》く被曝させられる電磁波と比較することはできません。

無線周波数電磁波（無線ＬＡＮや、携帯電話などで使われる周波数帯）について述べたファクトシート一八三では、熱作用が起こりえない低レベルの被曝で、「ネコやウサギの脳内カルシウムイオン移動に伴う活動電位の変化が報告され」、他の研究でも「細胞の分裂速度や酵素の活性、細胞の遺伝子を変化させる」という報告がある点に触れています。しかし、「現在の科学的根拠からは無線周波数電磁場の被曝が、ヒトの寿命を短くしたり、がんを誘発したり、促進させる確信の持てる証拠はない」と述べています。ただし、「より詳細な健康リスク、とくに低レベルの無線周波数電磁場被曝によるがんリスクについて今後も研究が必要」という点は認めてきました（ファクトシート一八三「無線周波数電磁場の健康影響」）。

携帯電話基地局やラジオ・テレビ放送局から発生する電磁波については、健康影響を指摘する研究が多数発表されていますが（本書Ⅱ、Ⅲ参照）、「基地局および無線ネットワークからの無線周波数被曝レベルは非常に低いので、温度上昇は有意ではなく、人の健康に影響を及ぼさない」「ラジオ及びテレビに放送局は過去五〇年以上にわたって、確立された（科学的に立証され、公式に認められた）健康影響も

疫学研究の重要性

疫学とは、ある物質が人体に有害かどうかを調べる場合、人間を観察してデータを得る方法で、科学的判断の根拠として重視されています。国際電磁場プロジェクトは、動物実験で電磁波の影響が確認されなかったと述べていますが、岡山大学大学院の津田敏秀先生は、著書『市民のための疫学入門』（緑風出版）で、「動物実験と疫学研究では、結果が七割方から八割方しか一致しない」「食い違いが生じる場合には疫学的証拠を最優先することをＩＡＲＣは明記している」と述べています。

また、電磁波の波長が、被曝する動物や人体の身長に近いほど、吸収されやすくなると考えられています。つまり、人間と大きさが違う動物で被曝実験をしても、人間が被曝した場合とは影響が異なる可能性もある

なく運用されている」と述べています（ファクトシート三〇四、「基地局と無線技術」）。しかし、実際には、テレビやラジオの放送施設周辺にはがんが多発している地域があり、バチカン市国のラジオ放送局のように、放送電波が健康被害を発生させたとして、二〇〇五年に裁判で有罪判決を受けた例もあります。

健康不安が高まる中、独自に電磁波の規制をする国や自治体がヨーロッパを中心に増えてきました（Q3参照）。今や欧州各国では予防原則に基づいた環境政策を採るのが一般的です。欧州連合（EU）の前身である欧州経済共同体が発足した一九五七年に結ばれたローマ条約では、すでに「環境に関する欧州共同体の政策は（中略）予防原則に基づかなくてはいけない」と述べられています。

さらに、一九九二年に結ばれたマーストリヒト条約でも、環境に関する政策は「予防原則と回避行動を採るという原則に基づかなければならない」と明記されています。

予防原則とは、科学的に影響が明らかになっていない健康リスクに対して、被害を未然に防ぐために、リスクを避ける政策をとることです。例えば、狂牛病（BSE）が発生した際は、感染リスクを抑えるため、イギリスの牛肉輸出が禁止されました。

欧州の電磁波意識調査

欧州委員会（EC）は、電磁波の潜在的な健康影響のモニタリング、研究への資

のです。水分の含有量、組織の成分、栄養状態などによっても影響は変わるので、動物実験の結果だけを重視するのは問題があります。

予防原則を採用している国

EU以外にも、予防原則を政策に取り入れている国はあります。カナダやニュージーランドは法制化していますし、スイスはリスク分析の手段として採用しています。オーストラリアのクィーンズランド州は、予防原則を環境法で採用しています。

欧州委員会（EC）

正式名称は、European Commission。欧州連合（EU）の執行機関で、各国政府に選ばれた委員が関連機関を監督します。

金提供、労働者と市民を電磁波から守るための法的なフレームワーク作りに関わってきました。

二〇〇四年一二月に、携帯電話から発生する電磁波でもDNAが損傷し、がんなどの病気につながる可能性がある、という研究結果（リフレックス報告）が発表されましたが、これもEUが約三二〇万ユーロ（約四億四八〇〇万円）の資金を出して行った研究です。

ECは二〇〇六年に、EU二五カ国の人々を対象に電磁波に関する意識調査を行い、その結果を二〇〇七年七月に発表しました。この報告書『特別ユーロバロメーター　電磁場』によると、電磁波の潜在的な健康リスクを「非常に心配している」「かなり心配している」は合わせて四八％、「あまり心配していない」「全く心配していない」は四九％でした。

男女別で見ると、心配している男性は四三％でしたが、女性は五二％と九ポイント上回りました。また、若年層（一五〜二四歳）で心配しているのは三七％ですが、年齢が上がるほど心配する人が増え、二五〜三九歳の四九％が、四〇〜五四歳の五二％が心配していると答えています。

国別では、「非常に心配している」「かなり心配している」は、南欧で高く北欧で低いことがわかりました。ギリシャは八六％、キプロス八二％ですが、北欧のスウェーデンは二七％、フィンランドは二八％。ヨーロッパ中部のフランスやベルギーは五二％で、EUの平均に近くなりました。

リフレックス報告を否定する総務省

二〇〇七年七月、紙智子参議院議員は、電磁波について質問主意書を提出し、「EUの結果（リフレックス報告のこと）に鑑み、電波防護指針見直しを検討するべきではないか」と尋ねました。総務省の回答は、「再現実験等も含め、様々な研究結果を総合的に判断した結果、同プロジェクトの結果は信ぴょう性に欠けると考えられ、現時点では電波防護指針の値を改訂する必要はないと考えている」というものでした。

総務省は九七年に、生体電磁環境研究推進委員会を設置し、電磁波の影響について研究しています。しかし、委員は御用学者や携帯電話会社の関係者が大半を占めています。科学的に中立で、行政の利害関係から独立した研究が行えるのか疑問です。

予防原則を採用した主な条約 （引用：欧州環境庁『レイト・レッスンズ』（七つ森書館）
第3回北海会議（1990年） 「参加国は…予防原則の適用を今後も続けるつもりである。すなわち、難分解性で有毒、かつ生物蓄積性が指摘された物質については、排出物とその影響との間に因果関係の存在を証明する科学的根拠がない時でも、その物質の潜在的害を回避するための行動をとる」
環境と開発に関するリオ宣言（1992年） 「環境を保護するためには、予防的アプローチが各国の力量に応じて広く適用されなければならない。重大かつ不可逆的な損傷の脅威がある場合には、完全な科学的確かさが欠落していることを理由にして、環境悪化を防止するための費用効果的な方策の採用を先延ばしすることは許されない」
マーストリヒト条約（1992年） 「環境に関する地域政策は…予防原則と回避行動を採るという原則に基づかなければならない。すなわち、環境の損傷はまずその発生源において矯正されねばならず、汚染した者が費用を支払うべきである」

このように電磁波の潜在的な健康影響を懸念している人がEU全体で半分近くいる一方で、電磁波の健康影響に関する情報に満足している人は少ないようで、「あまり満足していない」は四二%、「全く満足していない」は二三%で、三人に二人は満足していないことがわかりました。

EUの人々が、電磁波の情報を得るのは、テレビ六八%、新聞・雑誌三六%、ラジオ一七%だそうです。電磁波の健康影響がほとんど報道されない日本とは大違いで、うらやましく思えます。

健康に悪影響を与えると思う環境要因について尋ねると、化学物質が一番多く、「大いにある」「ある程度ある」を合わせて九一%で

EU市民の電磁波の健康影響への心配

		心配している	心配していない	不明
EU25カ国		48%	49%	3%
性別	男性	43%	55%	2%
	女性	52%	44%	4%
年齢	15～24歳	37%	60%	3%
	25～39歳	49%	49%	2%
	40~54歳	52%	46%	2%
	55歳以上	48%	47%	5%

出所：ECの資料『特別ユーロバロメーター　電磁場』より作成

した。悪影響があると思う電磁波発生源では、携帯電話基地局が七六％、携帯電話機が七三％、高圧送電線が七六％、コンピューターが六五％、家電製品が五八％でした。二〇〇二年に行われた調査と比べると、化学物質や食品の質に関する懸念はほぼ横ばいですが、電磁波に対する懸念はこの四年間で一・二〜一・七倍に増えているのがわかります。

WHOもようやく予防政策を勧告

一九九九年六月にECとWHO、イギリスがロンドンで共催した「第三回環境と健康に関する政府会議」で、WHOは「リスク評価で予防原則を厳密に適用すること、さまざまな危険に対して、より予防的で事前の対策を講じたアプローチをとる必要性」を考慮するよう促されています。

これに対して、WHO国際電磁場プロジェクトは、翌二〇〇〇年に発表した文書で、「ガイドラインを下回る電磁場への長期被曝による危険に対する明確な証拠がない」「至る所に電磁場が発生し、被曝レベルも周波数も様々」なので「一貫性をもって公正な政策をつくるのは困難」と反論しています。つまり、携帯電話基地局からの被曝量を抑えるために何らかの対策をとるのは、はるかに出力が高い放送施設の電磁波が存在することを考えると、携帯電話基地局だけを規制するのは不公正で、予防政策を取り入れるのは難しいというのです（背景説明「用心政策」）。

健康に悪影響を与えると思う環境要因

要因	2002年（EU15カ国）健康に悪い要因の割合（%）	2006年（EU15カ国）「大いにある」「ある程度ある」の割合（%）	2006年（EU25カ国）「大いにある」「ある程度ある」の割合（%）
携帯電話機	55	73	73
家電製品	34	57	58
携帯電話基地局	58	76	76
コンピューター	47	64	65
高圧送電線	64	75	75
飲料水の質	80	79	81
食品の質	89	88	89
化学物質	93	91	91

出所：ECの資料『特別ユーロバロメーター　電磁場』より作成

しかし、近年急速に増加して問題になっているのは、携帯電話基地局や無線ネットワークなどの通信システムです。健康リスクを指摘する研究が多数発表されているのですから、将来の健康被害を防ぐために何らかの規制をかけるのは理にかなっているはずです。放送施設とのバランスが重要だというなら、放送施設への規制についても検討すればよいのではないでしょうか。

それでも、予防原則についてECに促された効果があったのか、国際電磁場プロジェクトは、二〇〇一年五月以降、予防原則をテーマにしたワークショップやシンポジウムを四回開催しています。そして二〇〇四年一〇月には、「科学的に不確実な分野で予防対策をとるためのフレームワーク」という文書を発表しました。

このフレームワークでは、「健康上の視点から、特別な注意がいたる所での被曝に向けられる。比較的小さいために検出しにくい健康リスクでさえ、多くの人にとって重要な公衆衛生上の結果になるかもしれないからだ」「がんのようないくつかの病気はとりわけ心配される。頭痛や不眠のような他の病気は、生命の脅威ではないが、個人のウェル・ビーイングや生産性に強い悪影響を与える」「健康結果の深刻さを最小限にする選択は評価されるべきだ」と、大きく前進した記述になりました。

ところが、リスク評価と対策の具体例を見ると、一転して消極的になります。たとえば、送電線など電力設備から発生する磁場の影響でリスクが増加すると認められた小児白血病の場合は、被曝制限を四mGに引き下げたり、配線の間違いを確認

ウェル・ビーイング

ウェル・ビーイング（well being）とは、健康で幸福な状態や満足すべき生活状態を指します。WHOは、「健康」について、単に病気でないということではなく、身体的、精神的社会的に良好な状態（ウェル・ビーイング）であること、としていま

するために高いコストをかけて探し出したりするのは「正当とは考えられない」と述べ、検討材料に「小児白血病が比較的稀な病気である」ことも加えるよう促しています。予防原則を採用するなら、今の時点で健康影響が指摘され、IARCも小児白血病のリスクが増えると認めた四mG以下に制限を引き下げるのが当然です。将来も研究を進めるのは当然ですが、その他にも、電磁波との健康影響が指摘されている病気がいくつもあるのですから、被害の拡大を防ぐためにも、制限を引き下げるべきです。

二〇〇七年六月、国際電磁場プロジェクトは超低周波電磁場の「環境保健基準」を発表し、各国政府が予防政策を採るようはっきりと勧告しました。三~四mGの被曝で小児白血病の発症率が高くなる点については「エビデンス（科学的な証拠）は因果関係があるとみなすには充分な強さではないが、懸念を抱き続けるには十分強い」と慎重な表現ながらも、因果関係がある可能性が高いことを認めています。

「超低周波電磁場への確立した有害な影響から守るために、被曝制限を実行することは絶対に必要だ」「確立した急性影響と同じように、慢性影響の存在について疑念がある。超低周波磁場と小児白血病の関連性についてエビデンスが限られているからだ。したがって、予防的アプローチの使用が正式に認められる」「被曝を減らすために、他の適切な予防的方法を実行することは、合理的で正式に認められる」と明記しています（「環境保健基準」第一章）。

しかし、問題もあります。「政策立案者は、一般人と労働者に対して、超低周

す。

波電磁場被曝に関するガイドラインを確立するべきだ」というのは良いのですが、「被曝レベルと科学的レビューの原則のガイダンスの最高の情報源は、国際的なガイドラインだ」としています。ここでいう国際的なガイドラインとは、ＩＣＮＩＲＰ（非電離放射線防護委員会）とＩＥＥＥ（米国電子電気学会）のものです。短期被曝を想定して作られており、普通の人や子どもが弱い電磁波に長期間被曝した場合や、非熱効果の影響を想定していません。それでも、情報源として適切と言えるのでしょうか。

また、「電力の社会、経済的利益が危うくならないという条件でなら、被曝を減らす非常に低コストの予防的方法を実行することは、合理的で正式に認められる」「新しい器具や装置を設計したり、新しい設備を組み立てる場合、政策立案者や地方の計画者、製造業者は、ごく低コストの対策を実行するべきだ」と、業界に配慮した記述が目立つのも気になります。

科学ジャーナリストの植田武智さんは、著書『しのびよる電磁波汚染』（コモンズ）のなかで、この「原案を執筆した二〇人のグループに電力業界の代表が入っている」「最終案が話し合われたとされる〇五年一〇月三日にイタリアのジェノバで開かれたタスクグループ会議には、オブザーバーとして電力業界の代表八名が招待されていた」と記しています。

国際電磁場プロジェクトの代表を務めていたレパコリ博士は、ＷＨＯの規約に反して、関連業界から多額の資金提供を受けていたという疑惑をもたれています。

レパコリ博士が携帯電話会社の証人に

ニュージーランドで、携帯電話会社ベルサウスのデジタル式携帯電話基地局からの被曝量が問題になった際、レパコリ博士は同社の第一証人として出廷し、高周波やマイクロ波で起きる生体影響は体温上昇だけで、国際基準であるＳＡＲ（エネルギー吸収比）値〇・〇八Ｗ／kg以下なら影響は起きないと証言しました。

しかし、同国の環境裁判所は、電力密度が二・九μW／cm²以下でもカルシウムイオン流出、脳波の変化など、体温上昇以外の生体影響が起きていることを重視し、ＧＳＭ基地局から発生する電磁波への一般人の被曝量の上限を二μW／cm²にするよう一九九五年に判決を下しています。

ある携帯電話製造会社は旅費と研究資金として年間一五万ドル（約一七〇〇万円）を提供した、とアメリカの『マイクロウェーブ・ニュース』は報じています。二〇〇六年一二月、レパコリ博士はＷＨＯを離れ、すぐにアメリカの電力会社の顧問に就任しました。このような状況で、適切な検討を行えたのか疑問です。

電力業界の意向が反映されていると思われる記述は他にもあります。低周波磁場との因果関係が疑われる病気には、がん、うつ病、自殺、生殖障害、発育不全、免疫疾患、神経疾患、心臓血管系の疾患などがあり、電磁波と関連性があることを示す研究結果が多数報告されていますが、「病気との関連性を示す科学的証拠は、小児白血病との関連性よりも弱い」と述べています。

過去の失敗に学んで予防原則を

欧州でも環境汚染物質の規制が遅れたために、被害が拡大した苦《にが》い経験があります。たとえば、アスベストの健康影響は一〇〇年前に指摘されていましたが、対応が遅れたため、今後ＥＵでは二五万人から四〇万人ががんになると予想されています。

過去の経験を将来に活《い》かすため、欧州環境庁（ＥＥＡ）は、アスベストやベンゼン、環境ホルモンなど、過去に人体や生態系に深刻な被害をもたらした一四の事例を検討し、二〇〇一年に『早期警告からの遅れた教訓』という報告書を発表しました。この報告書は翻訳され、『レイト・レッスンズ　一四の事例から学ぶ予防原則』

（七つ森書館）として発売されています。

同書は「経済的政治的利益から規制の独立性を保つ」重要性について触れています。規制を受けるかもしれない産業界は、なるべく不利益を被らないよう、規制する側に働きかけますが、ＥＥＡは、「利益集団は規制者に影響を過度に行使できることが、事例研究から証明された」「英国でＢＳＥへの反応が遅れた一つの要素は、政府の規制組織がはじめに産業界に顔を向け、消費者のほうに向けたのはその次だったことである」と指摘しています。

電磁波の場合は、長期被曝の影響が完全に明らかになっていませんが、このように科学的に不確かな部分がある場合、「明らかになっていない」ことを理由に対策が先延ばしされる傾向があります。「はっきりわからない」からこそ、予防原則に則《のっと》って、被害を未然に防ぐ対策が必要なのです。

健康影響が科学的に明らかになるのは重要ですし、経済に大きなダメージがあるのも好ましくありません。また、どんなものにもある程度のリスクがあり、リスクがゼロということはあり得ません。しかし、深刻な健康影響があるかもしれないと考えられているのに、対応を先送りして、被害が拡大するのは最悪のパターンです。何も対策を採らなかった場合、どのような人的被害がでるのかを考慮して、予防的な対策を採っていくべきです。

日本でも基準値をつくる動きが

二〇〇七年八月から経済産業省は、低周波電磁波の基準値を作るため審議会を開いています。電磁波問題に関わる市民団体は、審議会の参加を求めましたが拒否され、「電磁波から健康を守る一〇〇万人署名連絡会議」（www.denziha.net）を結成し、電磁波から健康を守るための予防策と法規制を求める請願署名運動を展開しています。

同会は、「電力設備からの超低周波磁場を四mG以下に法規制する」こと、「子どもたちが長時間居住・滞在する施設においてはなるべく電磁波暴露を回避する様な『慎重なる回避政策』を日本でも導入すること」、「電磁波に関する国の審議会・委員会・ワーキンググループに電磁波問題に取り組む市民団体を参加させるよう」求めています。

Q5 世界的に増えている「電磁波過敏症」はどんな病気ですか？

電磁波過敏症になると、どんな症状が現れるのでしょう。発症率はどのくらいで、どのような研究や対策が行われているのですか？

急増する電磁波過敏症

総務省が、ユビキタスネット社会を目指していることから、電磁波発生源も増加する一方です。今後も、生活環境の電磁波はますます増え続けるでしょう。

被曝量が急増する中で、「電磁波過敏症」という病気が世界的に増えています。携帯電話やパソコン、家電製品などから発生する電磁波に、ほんのわずかでも被曝すると頭痛やめまい、吐き気、不眠などさまざまな症状が現れます。花粉症《かふんしょう》は、普段は何ともなくても、花粉を吸い込んだり触れたりすると鼻水が出たり目がかゆくなったりしますが、それと同じように、電磁波過敏症も電磁波に被曝すると症状が現れます。

建材や化粧品に含まれる化学物質に反応して、頭痛や吐き気などを訴える化学《かがく》物質過敏症《ぶっしつかびんしょう》を併発《へいはつ》する人も少なくありません。

電磁波過敏症と診断された7人の症例

年齢・性別・職業歴	症状
42歳、女性、事務職	電磁波に被曝して多彩な症状。子どもの頃から、ラジオを近くで聞くと頭痛、吐き気がする。10年程前から、被曝で耳鳴り、頭のしびれなどが現れる。症状を誘発するのは、パソコンや携帯電話の端末と基地局、地上デジタル放送。化学物質過敏症。
26歳、男性、システムエンジニア	以前から、ノートパソコンで作業していたが、2カ月前にデスクトップパソコン、サーバーなどに囲まれた作業が始まってから、どうき、めまい、頭痛、眼球の痛み、吐き気、腹部の痛み、睾丸痛などが現れる。
52歳、女性、事務職	約1年前から、耳の痛み、頭部の不快感、ひざなどの関節痛などがあり、被曝すると症状が悪化することに気づく。電車内の携帯電話に非常に強く反応。働くことが難しくなり、長期休業の末、最終的には退職。化学物質過敏症。
61歳、女性、事務職	高圧送電線の真下に住む。約7年前から自宅にいると足腰に激痛、頭痛、手足のしびれ感、思考力の低下、目がしょぼしょぼする、どうき、のどの閉塞感が現れる。自宅から離れると症状は急速に改善。
47歳、女性、教師（化学）	約2年前に携帯電話基地局が約150m先にできてから、徐々に体調不良に。1年前から咳、頭痛、どうき、息切れ、目の奥の痛み、疲労感などが強くなる。電気ストーブなどの電気器具にも反応。
34歳、女性、香料会社の注文入力	パソコン作業をすると、どうき、息苦しさ、吐き気、のどの奥のつかえ、関節痛、皮膚のかゆみなどが現れることに気づく。その場を離れると40分程で症状が軽減。蛍光灯、扇風機、ファックス、プリンター、掃除機などにも反応。
37歳、女性、	パソコン業務で頭痛、皮膚のチクチク感が顔を中心に現れる。その後、家電製品や携帯電話使用時にも症状が現れるようになり、休職している。

参考文献：平成17年度厚生労働科学研究費補助金健康科学総合研究事業『微量化学物質によるシックハウス症候群の病態解明、診断、治療対策に関する研究』より作成

体の酸化を防ぐのに効果的な抗酸化物質

物質名	主な働き	豊富な食品
亜鉛	細胞の再生に必要。ストレスへの耐性を高める	米、肉、大豆など
マンガン	中枢神経が正常に働くために必要	精製していない穀物、ナッツ類、緑黄色野菜など
ビタミンC	抗酸化物質の一つで、他の抗酸化物質の働きも助ける	小麦胚芽、精製していない穀物、大豆、葉野菜、アーモンドなど
ビタミンE	細胞膜の酸化を防ぐ	柑橘類、イチゴ、緑黄色野菜、ジャガイモなど

厚生労働省も注目

二〇〇五年、厚生労働省の助成を受けて化学物質過敏症の病態や診断、治療に関する研究が行われました。この研究では、電磁波過敏症も扱われ、北里研究所病院臨床環境医学センターを受診した患者七人の症例や海外の研究について報告しています。

この報告書で紹介された症例を見ると、症状が現れる原因になる電磁波発生源は、パソコン、携帯電話機や基地局、地上デジタル放送、家電製品とさまざまですが、一度、電磁波に敏感になると、反応する対象が増えていくことが伺《うかが》えます（五一頁表）。また、電磁波過敏症と診断された患者七名のうち二名は化学物質過敏症も併発していました。

患者は、電磁波をできるだけ避けるよう指示されています。電磁波被曝によって酸化ストレスが高まり、カルシウムの代謝異常が起きるとも言われているので、患者は電磁波発生源から離れること、ビタミンC、カロチノイド、フラボノイド、亜鉛、セレンなどの抗酸化物質を摂《と》ること、カルシウムやマグネシウムなどを摂取《せっしゅ》することなども勧められています。

報告書では、「今回紹介した例は北里研究所病院臨床環境医学センターを受診したほんの一部の患者にすぎない」「携帯電話を人口の約半数以上が所持する時代になりつつある日本で電磁波の障害はないと言い切るデータは我々医学者および工学者は持っていない。今後謙虚にこれらの問題を直視し、病態解明、診断、治療に立

電磁波の研究

北里研究所病院の報告書は、厚生労働省のホームページからダウンロードできます。http://mhlw-grants.niph.go.jp/で文献番号200501212A『微量化学物質によるシックハウス症候群の病態解明、診断、治療対策に関する研究』。

電磁波過敏症の推定・有病率

調査年	電気に過敏（%）	報告された国と年代
1985	0.06	スウェーデン1991
1994	0.63	スウェーデン1995
1995	1.50	オーストリア1998
1996	1.50	スウェーデン1998
1997	2.00	オーストリア1998
1997	1.50	スウェーデン1999
1998	3.20	米・カリフォルニア2002
1999	3.10	スウェーデン2001
2000	3.20	スウェーデン2003
2001	6.00	ドイツ2002
2002	13.30	オーストリア2003
2003	8.00	ドイツ2003
2003	9.00	スウェーデン2004
2003	5.00	独・シュワイツ地方2005
2003	5.00	アイルランド2005
2004	11.00	イギリス2004
2004	9.00	ドイツ2005
2017	50.00	50%への推定

出典：Electromagnetic Biology and Medicine,25:189-191.2006

自分で電磁波過敏症だと考える人の世界全体の有病率（%）を示す正規分布グラフ

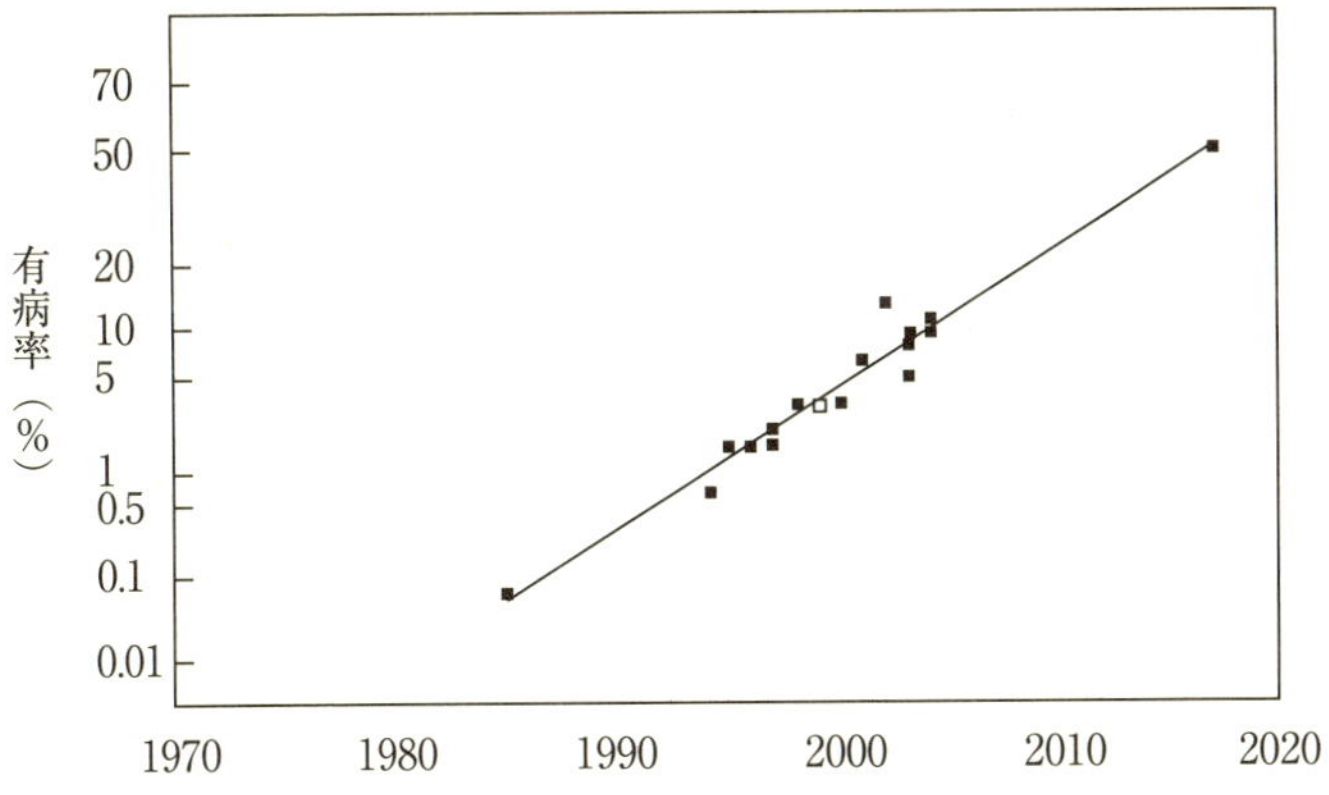

出典：Letter to the Editor；Will We All Become Electrosensitive? Electoromagnetic Biology and Medicine. 25: 189-191.2006

ち向かう必要がある」と書かれています。

二〇〇六年二月に、この研究結果を発表するフォーラムが、北里研究所病院で開かれました。同病院臨床環境医学センターの宮田幹夫医師は、「化学物質が大量では中毒が、少量では化学物質過敏症が出現するように、電磁波も大量では発がん性などの可能性があり、少量では電磁波過敏症と考えられると思います」、「化学物質過敏症では、人工化学物質の排除が最優先課題ですが、電磁波過敏症でも、電磁波暴露の排除が最優先課題です。どちらも現代生活では非常に難しい注文ですが、この注文は一般人の健康管理にも十分必要なことなのです」と述べています（フォーラムの抄録『あなたの健康を考えるフォーラム……シックハウス症候群・化学物質過敏症――最近の研究成果』より引用）。

世界の総人口の半数が発症？

携帯電話が爆発的に増える一方、各国で電磁波過敏症の有病率が増え続けています。オーストリア、ザルツブルグ州公衆衛生局のオバーフェルド博士らは、これまでに発表されたスウェーデン、ドイツなど七カ国の有病率調査を調べ、今後の有病率を予測しました。前頁の表とグラフは、これまでに行われた調査でわかった各国の有病率と、それらのデータを分析して今後の有病率を推定したものです。

スウェーデンのデータを見ると、一九八五年に「電気に過敏」と答えた人は〇・〇六％だったのに、二〇〇〇年には三・二％、二〇〇三年には九・〇％とわずか一八年間で一五〇倍に増えています。

有病率が増加する背景には、電磁波発生源が増加していることだけでなく、電磁波過敏症という病気が報道などによってより知られるようになってきていることなど、さまざまな要因が絡んでいるかもしれませんが、総人口の五〇％が発症するという予測は穏やかではありません。

電磁波過敏症になった人は、パソコンや無線ＬＡＮ、携帯電話、交通機関から発生する電磁波、送電線や室内配線、家電製品から発生する電磁波などに反応します。そのため、働けなくなったり、学校の側に携帯電話基地局が建って通学できなくなったり、スーパーの屋上に基地局ができて買い物にも行けない、など日常生活に影響が出ている人も少なくないのです。

発症者が人口の半数を超えれば、現在のような電磁波に囲まれた社会で暮らすことのできない人が主流になるでしょう。花粉症が国民病といわれるほど蔓延《まんえん》しているように、電磁波過敏症が一般的な病気になる日が来るのかもしれません。このままでは、社会は大きな変革を迫られるでしょう。

電磁波過敏症も化学物質過敏症も、発症したらできるだけ電磁波と化学物質を避けなくてはいけません。総務省は、世界に先駆けたユビキタス社会を二〇一〇年までに形成しようとしていますが、電磁波のリスクが指摘されている以上、計画を見直すべきです。いざ発症して、電磁波を避けたくても避けられず、症状が悪化して働けなくなる人が増える社会になってもいいでしょうか。日本でも早急に疫学調

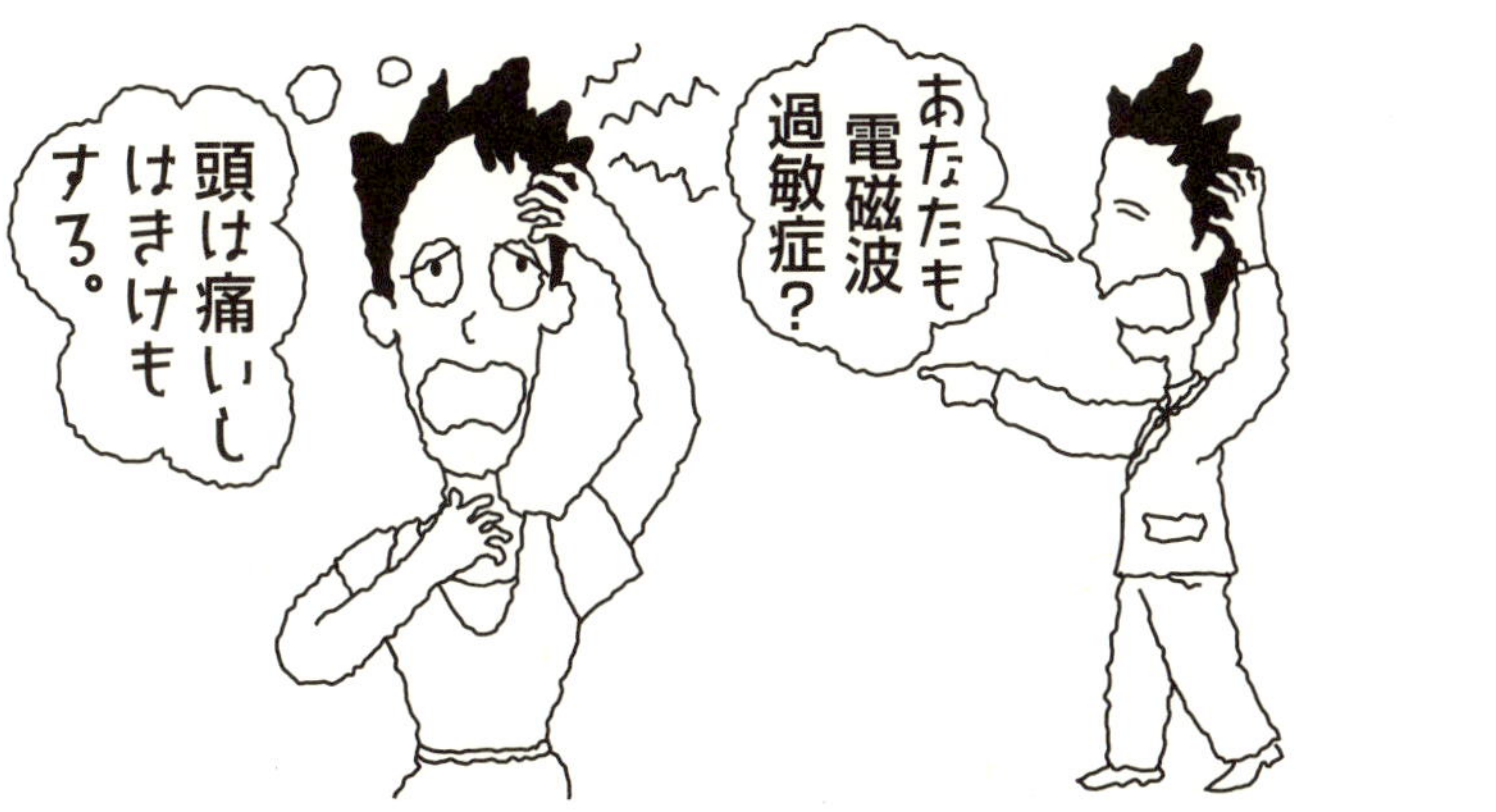
あなたも電磁波過敏症？
頭は痛いしはきけもする。

査を行い、電磁波過敏症の発症率を調べ、患者が治療を受けられる体勢を整えるべきです。

スウェーデンの先進的な対策

スウェーデンでは、電磁波過敏症を障害の一つとして認定しています。首都ストックホルムをはじめ、いくつかの自治体では、発症者から依頼があれば、専門家を派遣して自宅の電磁波被曝状況を調べ、改善するための措置を取ってくれます。具体的には、電磁波漏洩《ろうえい》の少ない電気ケーブルに交換したり、屋外からの高周波電磁波の侵入を防ぐペンキを塗ったり、窓に電磁波を防ぐシートをつけることができ、これらの費用は自治体が負担します。

雇用面でも保障されていて、雇用主は障害があっても働けるようにサポートしなければいけません。たとえば、コンピューターを電磁波の少ない機種に変えたり、蛍光灯を白熱灯に変えたり、部屋からデジタル式コードレス電話を撤去しなくてはいけません。いくつかの病院では、電磁波過敏症患者が治療を受けられるよう、電磁波の少ない特別な部屋を設けています。

ストックホルム市社会福祉局で障害問題を担当しているボーナンダーさんは、二〇〇三年に、電磁波の影響について詳しいカロリンスカ研究所のヨハンソン博士らを招き、電磁波過敏症の問題を検討する会議を開きました。会議の後、スウェーデン放射線防護局の役人はボーナンダーさんに対して「まるで、携帯電話産業の代

電磁波過敏症のおもな症状

- 頭痛、吐き気、疲労感
- 集中力の欠如、記憶力、方向感覚の喪失、めまい
- 筋肉痛や関節痛
- 頻脈や不整脈
- 腹部への圧迫感や痛み
- 日焼けのような灼熱感、皮膚の炎症、顔に赤みが出る
- 顔から始まって身体に広がるくすぐったさやかゆみ、刺す様な痛み
- 呼吸器上部の乾き、呼吸困難
- 目の乾きと炎症
- インフルエンザのような症状

参考：　シャリタ著『電磁波汚染と健康』（緑風出版）

表者かのように、会議の意向を尋ね」、「この会議が本当に必要だったのか」と聞いてきたそうです。「このようなことは、他の障害について語った時には、決して起きないだろう」と、ボーナンダーさんは二〇〇六年にストックホルムで開かれた電磁波過敏症の国際セミナーで述べています。

ボーナンダーさんは、二〇〇二年に電磁波過敏症の問題を知ってから、行政の担当者として、患者団体の招きで法律の制定について講演する一方、数多くの患者に会い、実態の把握に努めてきました。

労働者が電磁波過敏症を発症しても、「ただの思い込みだ」と断言して職場環境を改善しようとしない雇用主もいれば、サンタクロースのお面にアルミフォイルをまいてパソコン作業をする女性もいました。「全般的に、多くの人が電磁波で何らかの問題を経験しており、少数の人たちは非常に深刻な問題を抱えている」と感じています。「これは非常に恐ろしい事態だが、電磁波過敏症の障害を真剣に受け止めないとしたらもっと恐ろしいことになる。より多くの人に、深刻な問題を今すぐ起こすかもしれないリスクがある。真剣に対処しないことは、経済的ではないし、賢明でもない。なんと言っても人道的でない」とボーナンダーさんは国際セミナーで言っています。

同国の放射線防護局の対応も変わってきました。二〇〇三年には、電磁波について心配する必要はない、と主張していましたが、今はホームページで「健康影響について懸念されるいくつかの理由がある」と述べています。

電磁波発生源

筆者が主宰するＶＯＣ-電磁波対策研究会では、電磁波過敏症を発症したと診断された人や、発症したと考えている七六人を対象に、二〇〇三年にアンケート調査を行いました。携帯電話基地局周辺で、頭痛（四一％）や集中力がなくなる（二五％）、疲労感（二二％）、送電線で、疲労感（四一％）、頭痛（二八％）、吐き気（一五％）という結果が出ました。蛍光灯や電子レンジ、パソコン、冷蔵庫、テレビ、交通機関、医療機器でも症状が起きる人が少なくありません。

ストックホルム市では、電磁波過敏症の人が自宅の電磁波対策をする際、経済的な支援をすることを決めました。その議論の際、委員会は下記のように主張したそうです。

「今日、ストックホルムには大勢の電磁波過敏症患者がいる。科学的には、電磁波過敏症に関する医学的知見はないが、動物や人間の生体細胞が、電気によって悪影響を受ける事を私たちは知っている。この新しくて複雑な分野は、すでに広範囲に広がり、急速に拡大している。経験的には、電磁波過敏症が実在のものであることが示され、コンピューター・スクリーンと電気製品には、症状の引き金になるものがある」「市はネガティブな健康影響を最小限にするために活動する。科学的証拠が出る前に、防護策をとる予防原則は役立つ。この問題に関わる部局は、予防対策がとられるべきだ、ということに同意する。電磁波過敏症の人が、市内で働き、生活ができるようにするためだ」と、予防原則に則った姿勢を打ち出しています。

WHOも電磁波過敏症の存在を認定

世界保健機関（WHO）の国際電磁場プロジェクトも、二〇〇五年一二月に発表したファクトシート二九六で、電磁波過敏症の存在を認め、一般的な症状として「皮膚症状（発赤、チクチク感、灼熱感）、神経衰弱症、自律神経症状（倦怠感、疲労感、集中困難、めまい、吐き気、どうき、消化不良）」などがあり、「既知の症候群の一部とはいえない」と述べています。ただし、主な症状である頭痛や睡眠障害が抜けてい

症状に関わると考えられる電磁波発生源

五九頁のスイスの研究では、患者が訴える主な症状は睡眠障害（四三％）、頭痛（三九％）、疲労（一四％）でした。症状に関わると考えられる電磁波発生源は、携帯電話基地局（三二％）、送電線、（一四％）、携帯電話の使用（九％）でした。

ることには疑問を感じます。

電磁波との因果関係について「現時点では科学的根拠が存在しない」とも述べています。日本の総務省は、これを「ＷＨＯは、電磁波過敏症と電磁場被曝との関連性については科学的根拠が存在しないと考えている」ものとして主張していますが、ＷＨＯは「現時点では科学的根拠が存在しない（傍点筆者）」、つまり将来において解明される可能性まで否定しているわけではなく、総務省の見解は行き過ぎです。

しかも、ドイツで住民三六五人を対象に行った調査では、電力密度が〇・〇〇一μW／㎠でも睡眠障害や疲労、うつ傾向、頭痛、集中力の欠如、リンパ節の腫れ、間接や手足の痛みなどを訴える人がいることがわかっています。調査したバルドマン-セルザム医師らは、これらの症状は「主観的な感受性による障害ではない。身体リズムの障害、聴覚障害、血圧上昇、集中力欠如やその他の障害が科学的客観的な方法で証明できる」と述べています。

スイスで一般開業医三四二人を対象に行った調査でも、六一％の医師は「日常生活で発生する電磁波への被曝は症状を引き起こす」と考え、患者の四〇％は、電磁波発生源を取り除くようアドバイスされています。

アイルランド医師環境協会は、電磁波への被曝に明らかに関係があると証明できる苦痛を訴える人々が国内にいることを認め、被曝による有害な健康影響と、有効な治療法に関する研究を開始するよう政府に訴えています。

症状に関わると考えられる電磁波発生源

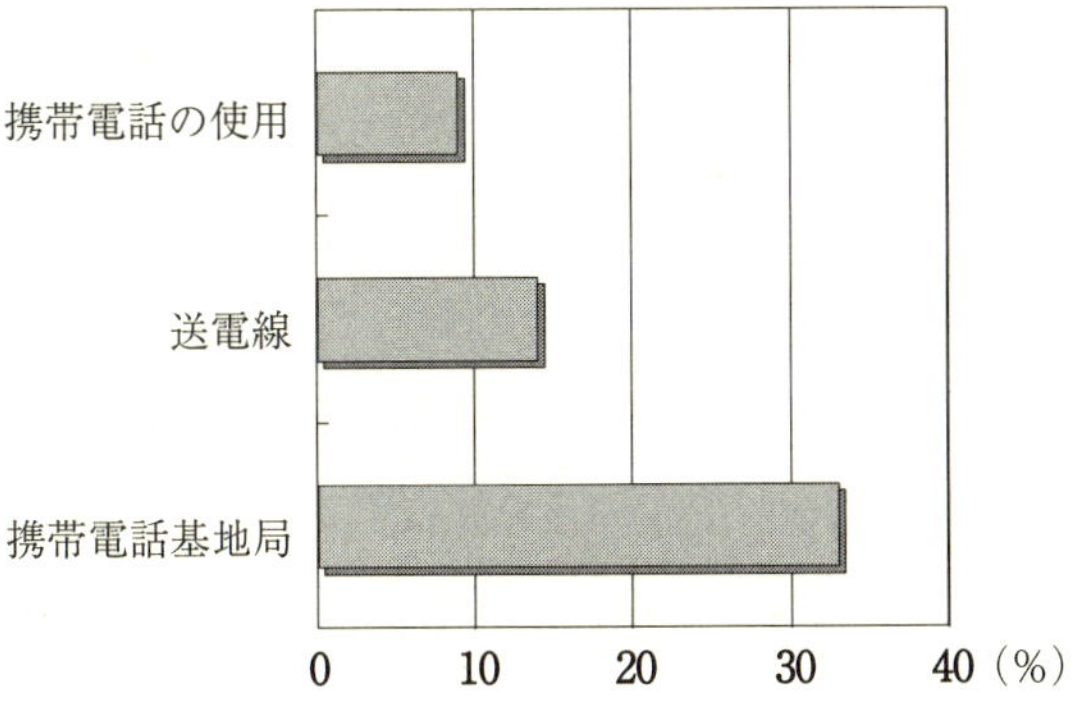

Q6 子どもたちも電磁波の影響を受けているのでしょうか？

携帯電話を子どもに使わせないよう訴える政府や医師会もあります。電磁波は今後も増え続ける見込みですが、子どもたちに影響はないのでしょうか？

電磁波に弱い子どもたち

子どもの進学・入学に際して携帯電話を持たせるかどうかが、度々、話題になります。防犯上の目的で子どもに携帯電話を持たせる方が多いようですが、携帯電話の電磁波で深刻な健康影響が起きることはあまり知られていません。

成長期の子どもは細胞分裂が活発ですが、分裂中の細胞はとくに電磁波の影響を受けやすく、遺伝子が傷つくとがんが増えます。また、子どもは頭蓋骨が大人より薄くて小さく、細胞中の水分も多いため、携帯電話の電磁波は子どもの脳や目の奥まで深く侵入します。

電磁波は発達段階の脳を傷つけ、生殖器や心臓活動に影響を与え、甲状腺刺激ホルモンやメラトニンのバランスを崩します。メラトニンが不足すると、心臓病、睡眠障害、乳幼児突然死症候群、アルツハイマー病、がん、うつ、自殺などが増えるという指摘もあります。

甲状腺刺激ホルモン
甲状腺刺激ホルモンが少なくなると、冷え性、物忘れ、痴ほう、顔の症状がとぼしくなる、貧血、低体温、意識喪失などにつながります。

スウェーデンのカロリンスカ研究所のヨハンソン博士は、スウェーデン人の七八％が睡眠障害に悩まされ、とくに若者は夜も携帯電話を使うことで慢性的な睡眠不足になっていることに、携帯電話電磁波が関係しているのではないかと考えています。「携帯電話の電磁波は、脳内の局所的な血流、脳波図、短期記憶、集中力を変えることが示されている」のですが、正常な回復が起きるレム睡眠の継続時間と質にも電磁波は影響を与えます。「携帯電話の電磁波は、私たちの遺伝子全体への直接的な損傷（つまり、ＤＮＡ損傷を引き起こす）、とくに脳神経細胞の損傷を引き起こすという事実は、事態をますます悪化させることにつながるかもしれない」と危《き》惧《ぐ》しています。

電磁波の研究で世界的に有名なカーロ博士は、携帯電話の使用量が増えるほどリスクも増すと仮定すると、毎日一時間以上使う子どもは脳や目に腫瘍ができるリスクが一二〜一五倍高くなる、と推定しています。

子どもたちの被曝量を減らすために

携帯電話の影響がわかるにつれて、各国の政府や医師会も、規制値の引き下げや使用の規制に乗り出しています。オーストリアのウィーン医師会は一六歳以下の子どもに携帯電話を持たせないよう訴え（六三頁のポスター）、イギリス健康保護庁は、子どもの携帯電話の使用を制限するよう保護者に呼びかけています。

ソビエト連邦の時代から電磁波の研究が進んでいたロシアでは、一六歳以下の

メラトニン

睡眠に関わるホルモンで、減少すると睡眠障害につながります。夜間の電磁波被曝だけでなく、日中の被曝でもメラトニンの量が減ることが確認されています。

また、免疫にも深く関わり、メラトニンが減ると、体を酸化させるフリーラジカルを除去できなくなり、ＤＮＡの損傷が増えると考えられています。

子どもや妊婦が携帯電話を使うことを禁止しています。

携帯電話は、使用していない時でも、電源が入っていれば最寄りの基地局を確認するため、定期的に電磁波を送受信しています。通話している間はもちろんですが、メールやゲームをしている時も被曝量が増えるので、ウィーン医師会は、「周囲の人を被曝させないように通話中は数メートル離れること」や、「乗り物の中で使わないよう」に呼びかけています。車内では、金属製の車体にぶつかって被曝量が増えるという研究があるからです。

一方、日本では電磁波に関する報道が圧倒的に少なく、健康影響は知られていません。被曝によって深刻なダメージが発生することを知らずに、携帯電話を与えられている子どもたちの未来はどうなるのでしょうか。

危険な携帯電話基地局

携帯電話基地局の周辺で、頭痛や不眠、いらいら、集中困難、疲労感など電磁波過敏症によく似た症状を訴える人が多いことが、スペインやフランスの研究でわかっています。

裁判所が基地局の撤去を命じる判決も出ています。ギリシャの英字新聞『カテイメリーニ』(二〇〇六年七月一八日付)によると、アテネ控訴裁判所は、アテネ市内にある八基の携帯電話基地局は、「公衆衛生に脅威を与えるので撤去されなくてはいけない」と判決を下しました。アテネ大学のマルガリッツ教授は、「法律で決め

ウィーン医師会のポスター

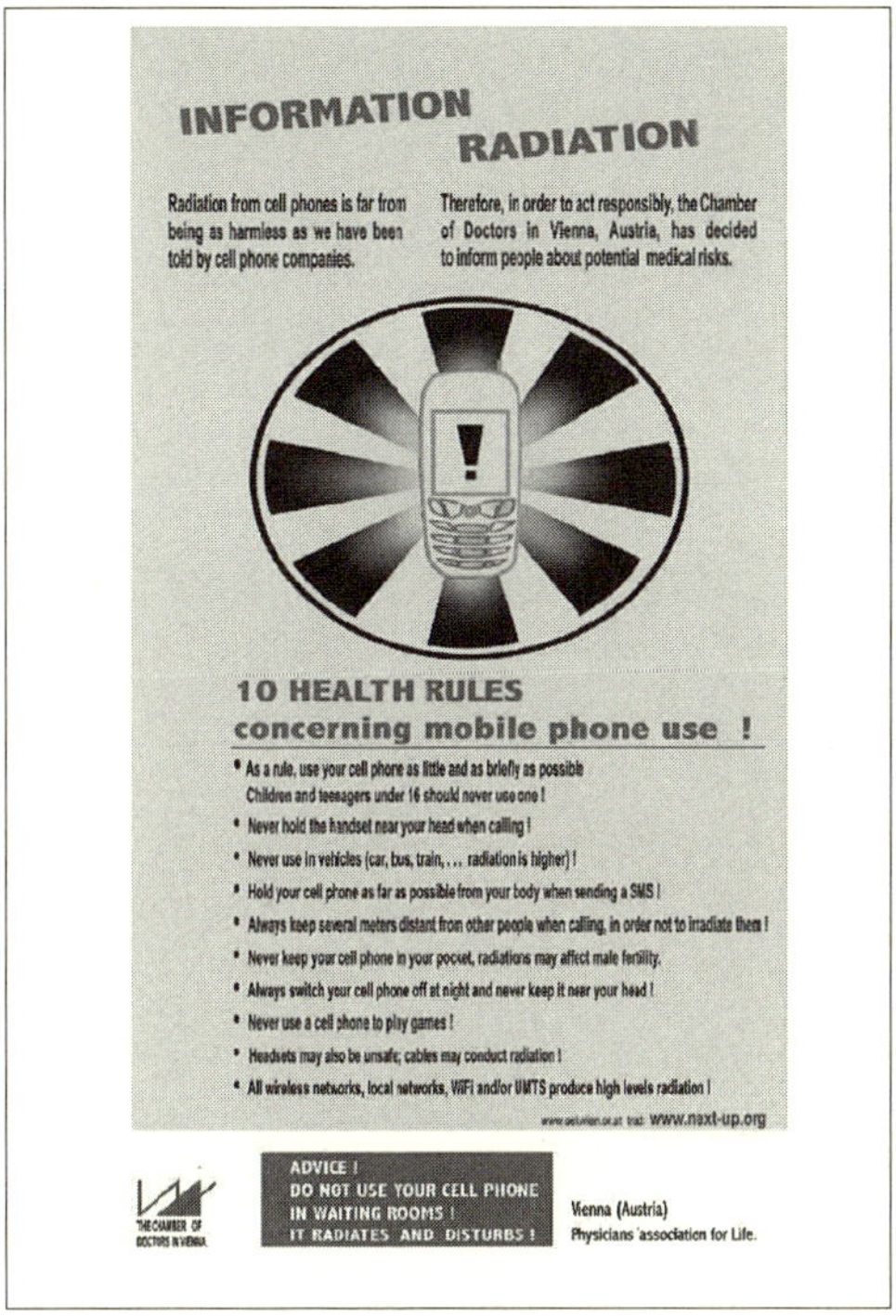

ウィーン医師会は携帯電話の使用に関する規則を作り、ポスターにして病院の待合室に掲示し、携帯電話の使用禁止を呼びかけている。

携帯電話に関する規則

・ 規則として、携帯電話の使用はできるだけ少なく、簡潔にすること。
・子どもと16歳以下のティーンエイジャーは絶対に使ってはいけない！
・ 通話中、絶対に携帯電話を頭の近くで持ってはいけない！
・ 絶対に交通機関の中で使ってはいけない（自動車、バス、列車……電磁波が強くなる）！
・ メールを送る時は、携帯電話をできるだけ体から離すこと！
・ 周囲の人を被曝させないため、通話中はいつも他の人から数メートル離れること！
・ 絶対に、ポケットに携帯電話を入れてはいけない、電磁波は男性の生殖能力に影響を与えるかもしれない！
・ 夜間は常に携帯電話の電源を切り、絶対に枕元に置かないこと
・ ゲームをするために携帯電話を絶対に使わないこと！
・ ハンドセット（訳注：イヤホンマイクのこと）も安全ではないだろう、ケーブルが放射線を誘導するかもしれない！
・ 全ての無線ネットワーク、ローカルネットワーク、WiFi（無線LAN機器の一つ）、UMTS（第三世代携帯電話システム）は高レベルの電磁波を発生させる！

られた制限値内だとしても、科学的に放射能の健康リスクは疑いようがない」と述べています。同教授は、町外れに基地局を移動させること、照射の影響を減らすためにもっと高い位置に設置するなどの対策が必要だと述べています。

カナダでは、携帯電話基地局の移転交渉を行うよう、医師が自治体に訴えています。オンタリオ州ノーフォーク郡では、二〇〇六年一月に小学校と病院の側に携帯電話基地局が建ってから、周辺住民約二〇人が吐き気やめまい、頭痛を訴えるようになりました。〇七年四月二日、ノーフォーク郡の前保健所長、ジェフ・テシラハート博士ら計一一人の医師は、この基地局を撤去するようノーフォーク郡議会と郡長に手紙を出して訴えています。

この手紙で博士らは、携帯電話基地局の電磁波が人体に深刻な影響を与える科学的証拠が増えていることと、現在のカナダ政府のガイドラインが熱効果だけを対象にして、非熱効果を考量していない点を指摘しています。「携帯電話基地局が小学校の近くに設置されると知って心配せずにいるのは、現時点では不可能だ。これらの若い人たちの一日当たりの基準に関する被曝レベルは、現在の慎重な健康政策と一致しない。携帯電話基地局は、健康や免疫系の抵抗力が成人よりも弱いかもしれない学童から遠ざけられるべきだ」と述べています。

日本でも住民の反対を押し切って、学校や幼稚園の近くに基地局が建つ例は後を絶ちません（一七四頁参照）。

過去の公害や薬害事件を振り返っても、真っ先に影響を受けるのは子どもたち

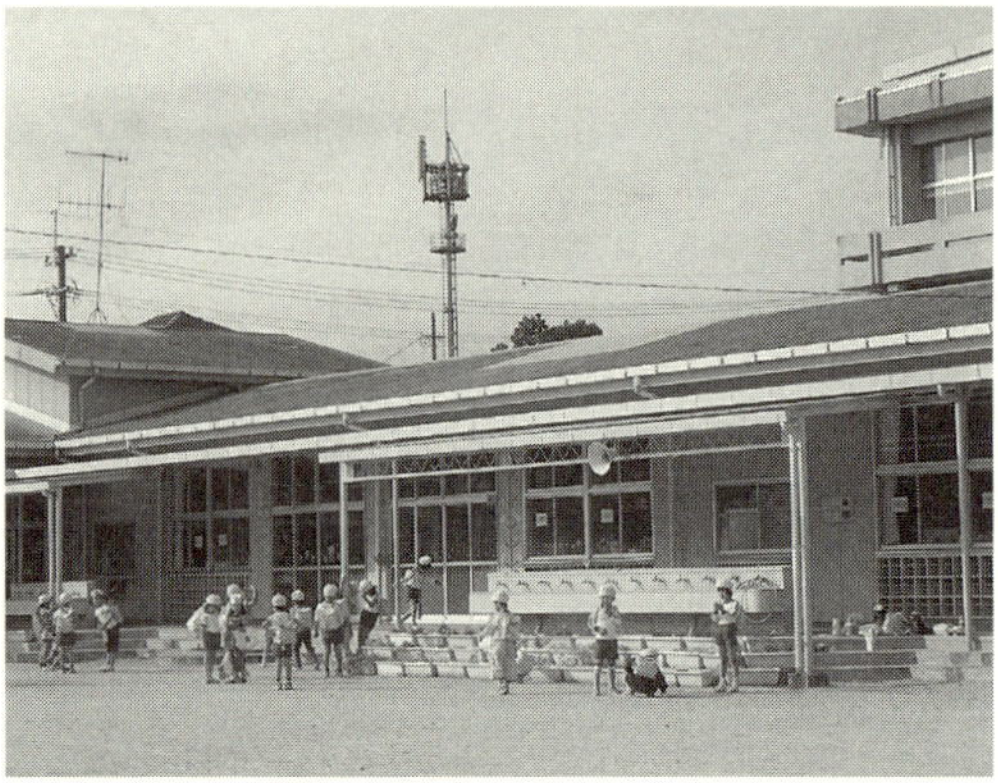

幼稚園の側にも基地局が

幼稚園や小学校の側にも、携帯電話基地局やＰＨＳ基地局が建っています。

です。電磁波の健康影響を指摘する研究報告が多数あり、実際に携帯電話基地局の移転を求める医師や、携帯電話の使用規制を呼びかける医師会や政府が存在します。私たちはこの事実を、どのように受け止めるべきでしょうか。

携帯電話基地局の説明会で、各国の研究結果や、日本より厳しい他国の政府の対応を住民が訴えると、携帯電話事業者は「よその国のことは関係ない」とよく言うようです。日本人が特別に電磁波に強い性質を持っているなら、「関係ない」かもしれませんが、子どもたちの健康と生命を守るためには、有害な可能性があるものをできるだけ避けるのが鉄則です。取り返しのつかない被害が起きる前に、電磁波のリスクに目を向け、子どもたちを守りましょう。

Q7 インターネット犯罪に巻き込まれる子どもは増えているのですか？

出会い系サイトを通じて性犯罪の被害者になる子どもが増え続けています。情報社会を生きる子どもたちには、どんなリスクがあるのでしょうか？

インターネットと子どもたち

二〇〇四年にベネッセ教育研究開発センターが行った「第一回子ども生活実態基本調査」によると、九割以上の高校生が携帯電話を持っています。小学生だと所有率は二割前後なのですが、学年が上がるごとに増えます（六七頁表）。また、男子よりも女子で、小・中学生の場合は中都市や郡部より大都市で、所有率が高いという結果がでたそうです。

一方、警察庁によるとインターネットなど情報技術を利用した「サイバー犯罪」は増加傾向にあり、平成二〇〇六年度の検挙数は四四二五件で前年度より四〇％増えました。二〇〇一年度は一三三九件で、この五年間で約三・三倍に増加しています。

〇六年度のサイバー犯罪のうち、児童犯罪や児童ポルノ法違反など児童の性的被害に関わる犯罪は九七八件で、前年度の約一・五倍に増えました。

出会い系サイトで被害にあった児童のうち、携帯電話を利用してサイトにアクセスしたのは九六・六%、パソコンを利用したのは三・四%です。

女子中学生を装った三〇歳の男性が、携帯電話のコミュニティサイトを利用して、児童二五名に裸の画像を送信させて、児童ポルノを作った事件や、携帯電話の出会い系サイトで知り合った児童に売春をさせた事件など、子どもが被害者になったケースが多いようですが、中には、一四歳の女子中学生が携帯電話の出会い系サイトに書き込み、売春する相手を誘った事件もあります。

犯罪から子どもを守る

インターネット上には、違法薬物を売買するサイトや自殺仲間を募るサイトもあり、性犯罪以外のリスクも存在します。大人と違って無防備で予備知識のない子どもたちが、自分の携帯電話で簡単にこのようなサイトにアクセスできるというのは、非常に危険な状況です。

二〇〇五年一一月の警察庁の調査によると、男子高校生の四九・四%がインターネット上のわいせつな画像を、二四・七%が残虐な画像を見たことがあると回答しています。出会い系サイトを利用したことがある中学・高校生は二・六%いました。しかし、携帯電話やパソコンの使用について「ルールは何も決めていない」家庭は六二・一%で、保護者の四九・二%は「何もせず自由に使わせている」と答えています。

携帯電話の所有率

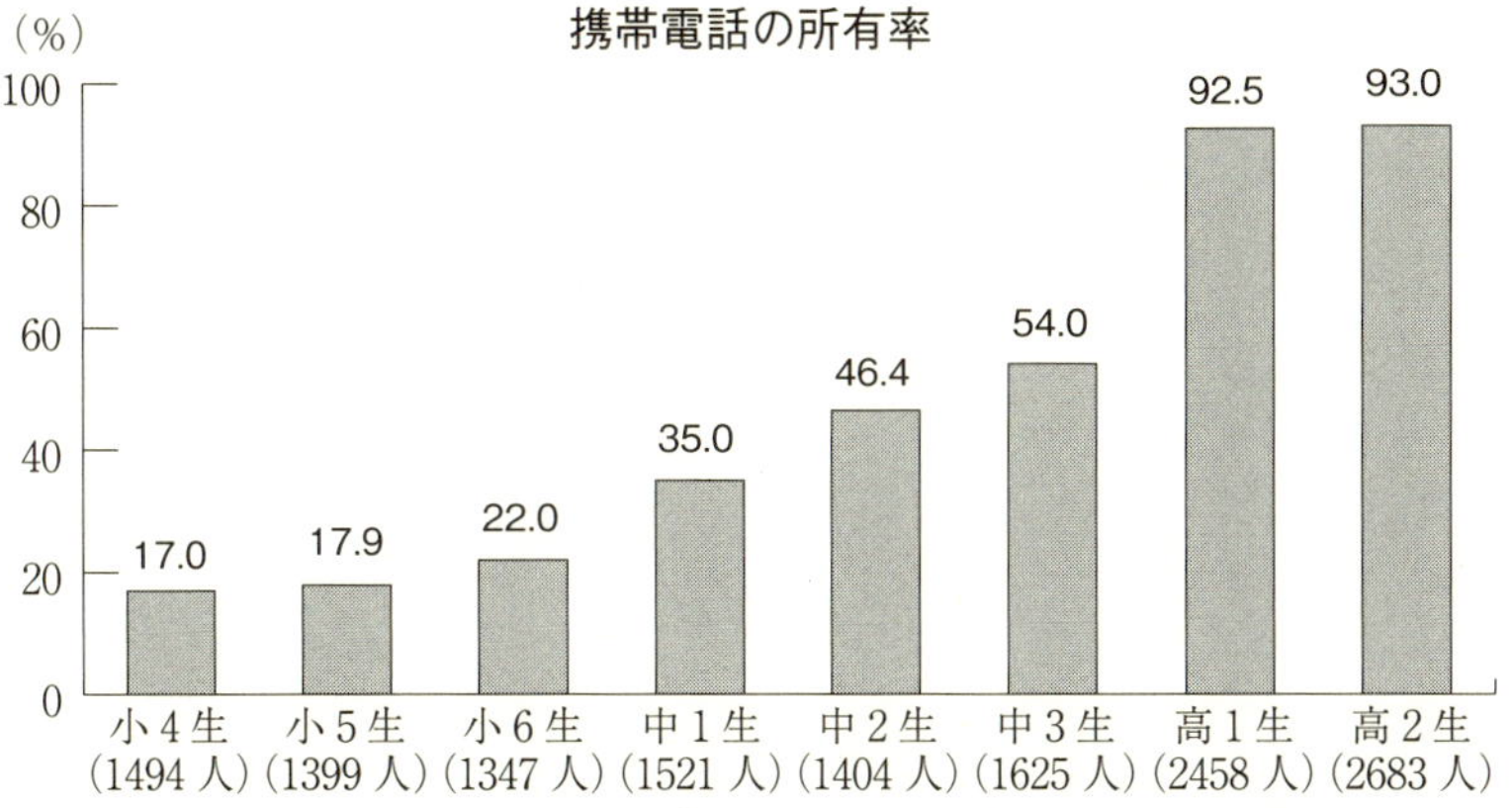

出典：ベネッセ教育研究開発センター「第１回こども生活実態基本調査報告書」

有害サイトへアクセスできないようにするフィルタリング機能がついている携帯電話もありますが、総務省の『平成一九年版　情報通信白書』によると、子どもの使用する携帯電話でフィルタリングを利用している世帯は四・三%、パソコンでフィルタリングを利用しているのは九・一%にすぎませんでした。

警察庁は、このような状況を考慮し、「バーチャル社会のもたらす弊害から子どもを守る研究会」を二〇〇六年四月に設置し、性や暴力に関する情報が氾濫している状況や子どもがインターネットにのめり込む弊害《へいがい》について検討を重ねてきました。なお、審議の過程で、携帯電話会社各社にフィルタリングの利用率を尋ねましたが、「各社とも『公表していない』という回答」で、明らかにしなかったそうです。

同研究会がまとめた報告書『携帯電話がもたらす弊害から子どもを守るために』では、「携帯電話が子どもに与える悪影響について社会全体の共通認識が確立されておらず」「社会的なコンセンサスづくりを進める必要がある」と述べています。携帯電話会社や販売店に対しては「子どもに携帯電話を提供する際は、インターネット接続機能を有しないものや、フィルタリングを設定した状態で販売することを基本とするべき」、学校は「携帯電話がもたらす危険性を子どもが充分認識できるよう、情報モラル教育を充実させる」ことなどが必要だとしています。

ネットによるいじめ

子どもたちの間では、メールを使ったいじめも横行しています。各校が運営す

18歳未満の出会い系サイトへのアクセス手段

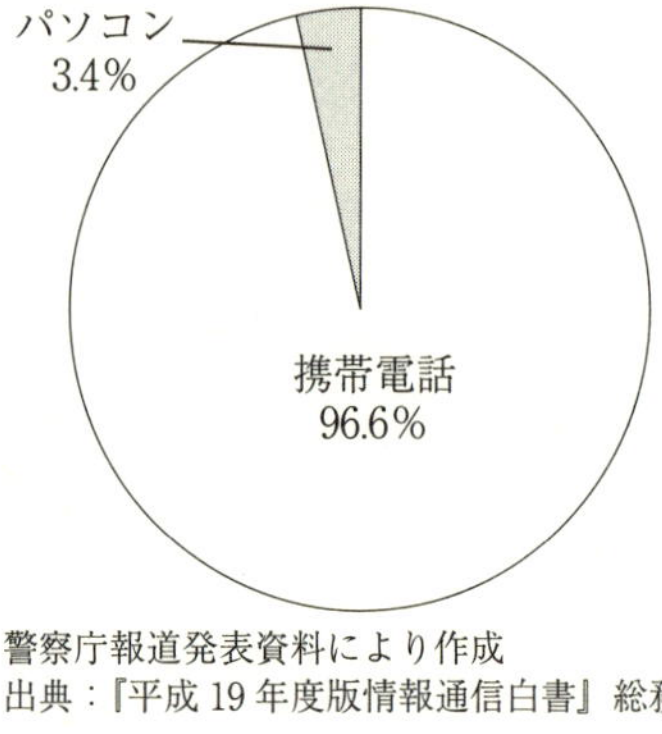

警察庁報道発表資料により作成
出典：『平成19年度版情報通信白書』総務省

る公式サイトのほかに、在校生や卒業生が作った非公式サイトがあります。この非公式サイトは「学校裏サイト」とも呼ばれ、悪口を書き込まれて自殺したり、同級生を殺害する事件も起きています。また、インターネット上で友達を増やすために、自分のプロフィールを紹介する「プロフ」というサイトもありますが、いじめている相手になりすましてプロフを作り、写真や携帯電話の番号などを無断で公開する場合もあります。

文部科学省は「いじめを早期に発見し、適切に対応できる体制づくり」を目指して、二〇〇六年一一月から有識者会議を開いています。二〇〇七年二月に発表された同会の「まとめ」では、「携帯電話がいじめのきっかけになったり、いじめの道具として使用された場合、教師や保護者はこれを発見することができない。むやみに買い与えるのではなく、必要な時に親から子どもに貸し与えることも考える必要がある」としています。

「いつでも、誰でも、どこでも」情報にアクセスできるユビキタスネット社会は、子どもが犯罪の被害者や加害者になるリスクも高めています。携帯電話やパソコンの使用について、家庭や学校だけでなく、社会全体で考えていく必要がありそうです。

子どもに携帯電話を持たせない町

石川県の中央部に位置する野々市町《ののいちまち》は、二〇〇三年四月から、〃ののいちっ子を

平成18年度のサイバー犯罪の検挙状況

犯罪	2001年	2002年	2003年	2004年	2005年	2006年	前年度との比較
児童買春	117件	268件	269件	370件	320件	463件	44.7%増
児童ポルノ	128件	140件	102件	85件	136件	251件	84.6%増
青少年保護法 育成条例違反	10件	70件	120件	136件	174件	196件	12.6%増

参考：「平成18年度のサイバー犯罪の検挙及び相談状況について」（警察庁）
＊サイバー犯罪とは情報技術を利用する犯罪のこと

育てる〟町民会議に委託し、子どもたちに携帯電話を持たせない運動「プロジェクトK」を実施しています。

同町には大学が二つあり、若者が多いこともあって、以前から非行対策に力を入れてきました。当時、携帯電話の普及によって子どもの非行の手口が変わり、携帯電話のメールで喧嘩の相手を呼び出したり、学校で携帯電話の持ち込みを禁止しているのに授業中に着信音が鳴るという事態も起きるようになりました。

二〇〇三年二月に調査したところ、携帯電話の所有率は中学生で一四％、小学生で七％でした。所有率がこれ以上高くならないうちに、町全体で取り組めないかという声が上がりました。そこで、インターネット社会全体の問題点をあぶりだし、子どもも保護者も学習することにしました。

同町生涯学習課は、「早めに対応したせいか、携帯電話によるトラブルやいじめの問題はほとんど起きていない。携帯電話は、子どもが成長して善悪の判断がついてから持たせた方がいいのではないか」と言っています。全国の携帯電話の所有率は、中学生で三五～五四％ですが（六七頁下欄参照）、同町では多少の増減はあるもののほぼ横ばいです。

プロジェクトKでは、子どもだけでなく保護者にも、インターネットの使い方や、有害サイトや著作権の問題、不必要な情報を出さないなどの基本的なルールを教えています。子どもの方が携帯電話やパソコンに詳しく、保護者が指導できない状況では、大人が積極的に学ぶことも大切です。

フィルタリングソフト等の利用状況

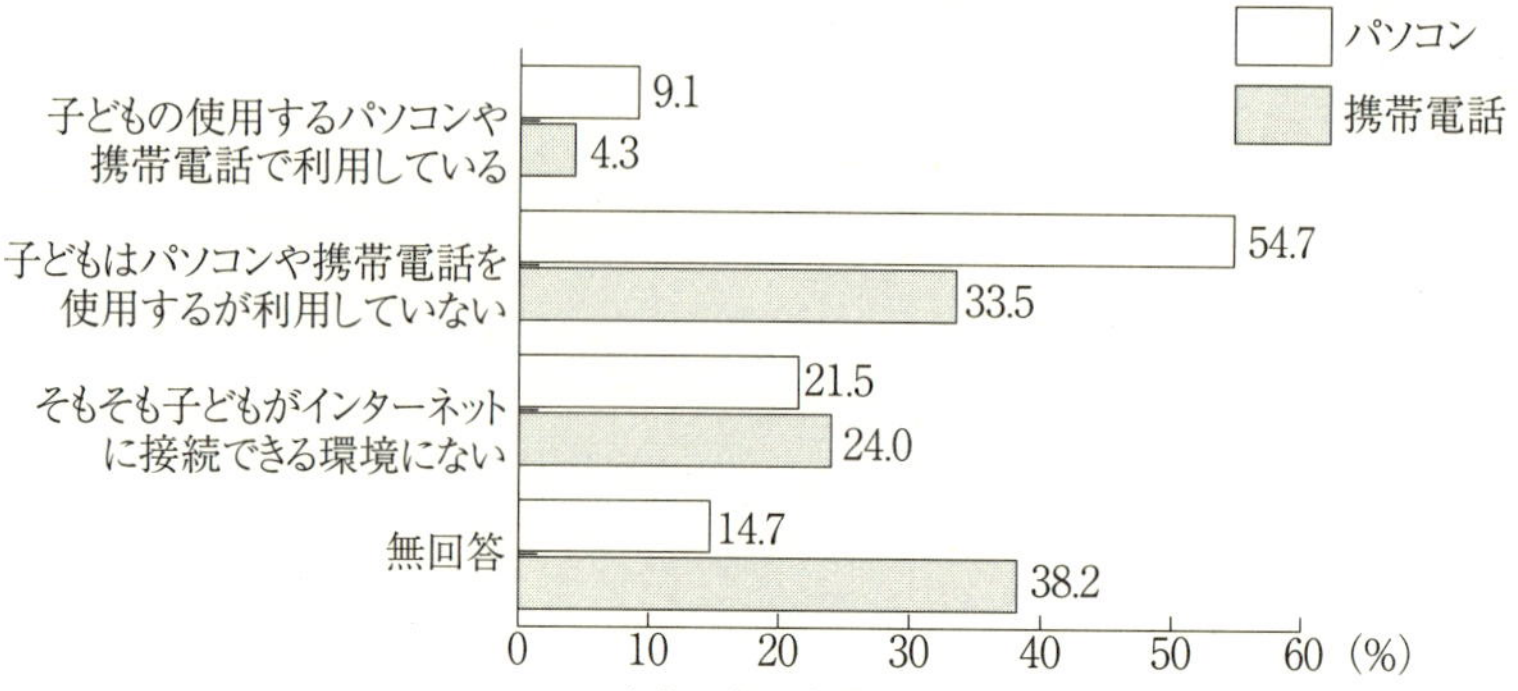

出典：総務省「平成18年通信利用動向調査（世帯編）」

ＩＴ技術で子どもを守れるか？

登下校する子どもを狙った事件が相次いで起き、携帯電話を持たせて、位置を確認する保護者も少なくないようです。総務省も、携帯電話や電子タグなどのＩＴ技術を活用した「地域児童見守りシステム」のモデル事業を、全国の一六都道府県で二〇〇七年度以降実施する予定です。

これは、ＧＰＳ（全地球測位システム）機能がついた携帯電話や電子タグをもった子どもが、電子タグの読み取り装置や通信装置を設置した校門や電柱の側を通ると、その都度、保護者の携帯電話やパソコンに情報が送られる仕組みです。

しかし、子どもを連れ去る犯罪者が、電子タグや携帯電話に目を向けないとは考えられません。その場に捨てるか、関係のない通行人や車に取りつけて捜査を混乱させるかもしれません。

子どもが犯罪に巻き込まれる可能性より、電磁波で被曝する可能性の方がはるかに高い点も問題です。

しかも、ＧＰＳシステムは、アメリカの軍事衛星が送る情報に頼っています。総務省の資料『軍事衛星の技術動向』を見ても、「本来軍事利用を目的としているので、民間利用が将来とも保証されているわけではない」「紛争発生時には、精度を落とす」とあります。

アメリカに依存した、いつまで使えるかわからないシステムに頼るよりも、末

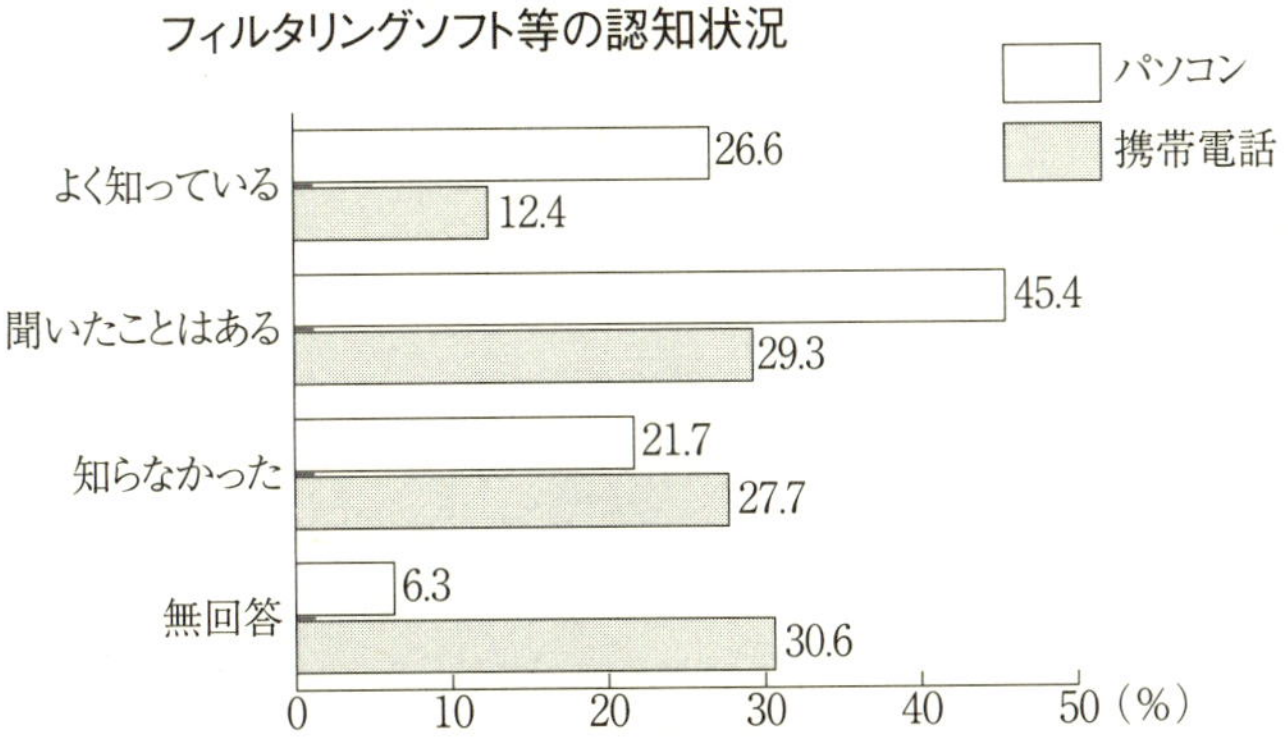

出典：総務省「平成18年通信利用動向調査（世帯編）」

永く私たち自身で利用できる方法を考えた方が賢明です。地域の大人が子どもを気にかけ、声を掛け合う環境なら、犯罪も起きにくいと思われますが、そういった町づくりは一朝一夕ではできません。

ＧＰＳで監視していても、犯罪者が子どもを連れ去るのを止めることはできません。ＧＰＳが役立つのは、事件が起きて捜査をする段階になってからです。犯罪を防ぐために役立つのは、周囲の大人の目ではないでしょうか。

ユビキタス子ども見守りシステムのイメージ

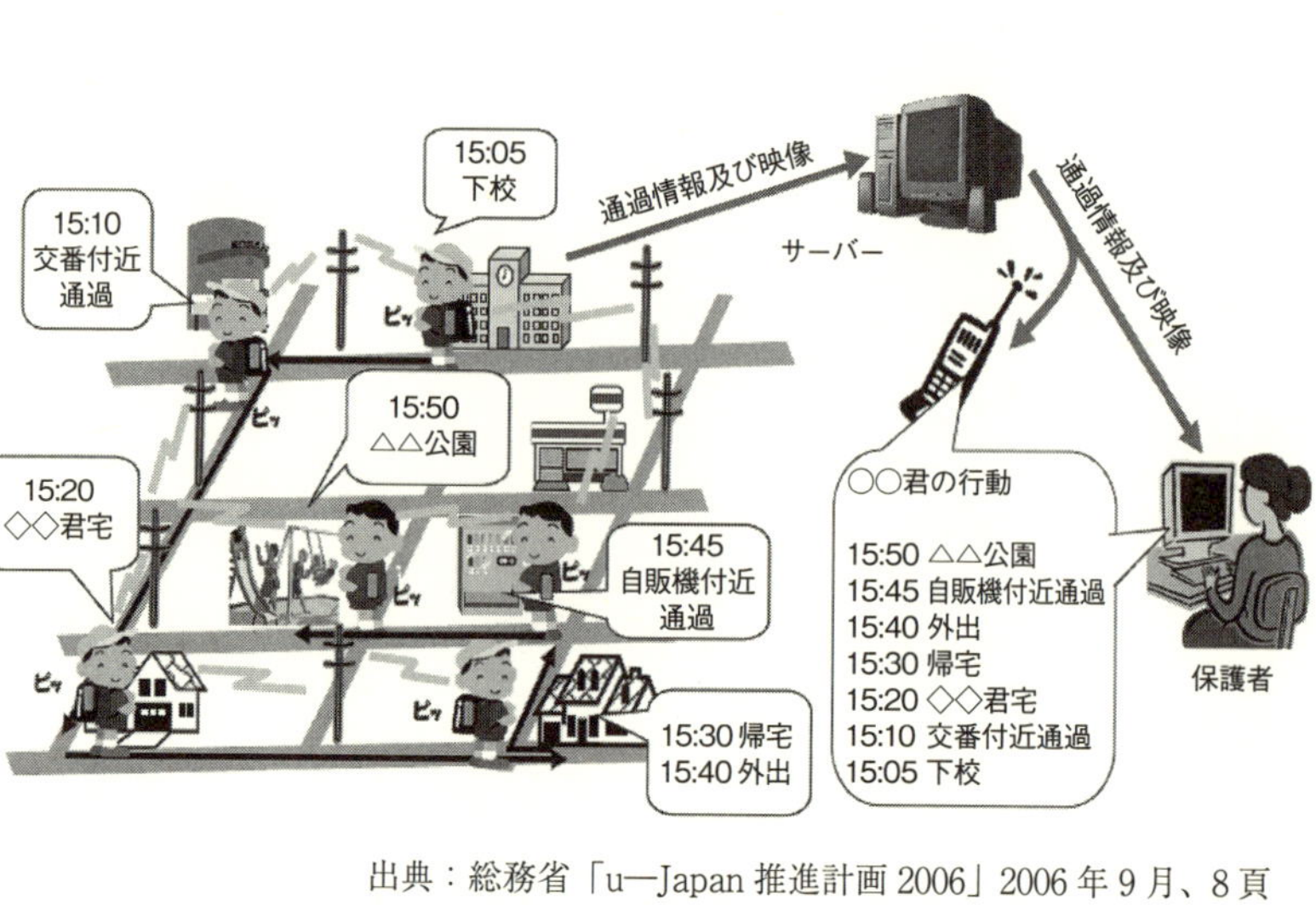

出典：総務省「u―Japan 推進計画 2006」2006 年 9 月、8 頁

プロブレムQ&A

II

放送電波による健康被害と反対運動

Q8 地上デジタル放送の開始後、具合が悪くなった人はいるのですか？

地デジ開始後、体調を崩している人はいますか？　具体的に、どのような症状が起きているのでしょうか？　被曝量も増えているのですか？

福岡タワー周辺で体調不良が発生

福岡市の福岡タワーでは、二〇〇六年四月から地上デジタル放送の電波を発信していますが、福岡タワーから約七kmの場所に住んでいる小山ゆみさん（四二歳）は、地上デジタル放送の試験放送が始まってから体調を崩しています。

小山さんは二〇〇〇年三月、消毒したばかりのマンションに入居して、化学物質過敏症を発症しました。発症後に転居し、自宅を安全な素材でリフォームしたり、無農薬の野菜や米を食べるなど、化学物質をできるだけ避けて暮らした結果、徐々に回復してきましたが、試験放送が始まった〇六年三月、体調が急激に悪化し、救急車で運ばれる事態になりました。

いつも利用する和食店で食事をしていたところ、突然、激しいどうき、けいれん、呼吸困難、体温の低下、ろれつが回らない、などの症状に襲われました。やがて意識がもうろうとし、頭に強い衝撃が走った後、動けなくなり、救急車で搬送さ

化学物質過敏症

身の回りにある微量の化学物質に反応して、頭痛やめまい、吐き気、どうき、思考力の定価など、さまざまな症状が起きます。

反応する物質は、タバコの煙、化粧品、合成洗剤、ワックス、殺虫剤、食品添加物、野菜の残留農薬、水道の塩素、建物の建材、本のインクなど多岐にわたります。

化学物質を避ければ症状は起きませんが、化学物質に溢れた現代社会では、症状を改善するのが困難です。

れました。病院でCTやMRIなどの検査を受けましたが、「異常なし」と診断されました。症状の原因はわかりませんでした。

しかしその後も、蛍光灯の下や携帯電話基地局の近くにいると、灼熱感や激しい頭痛、どうき、息切れなどが起きるようになり、化学物質過敏症の症状も悪化しました。

同年五月に北里研究所病院（東京）を受診し、主治医に「電磁波過敏症かもしれない」と言われたそうです。

九州総合通信局に尋ねると、福岡市では地上デジタル放送が〇六年四月から始まり、三月には試験的に電波が送信されていました。小山さんは、その電波に反応した可能性があります。

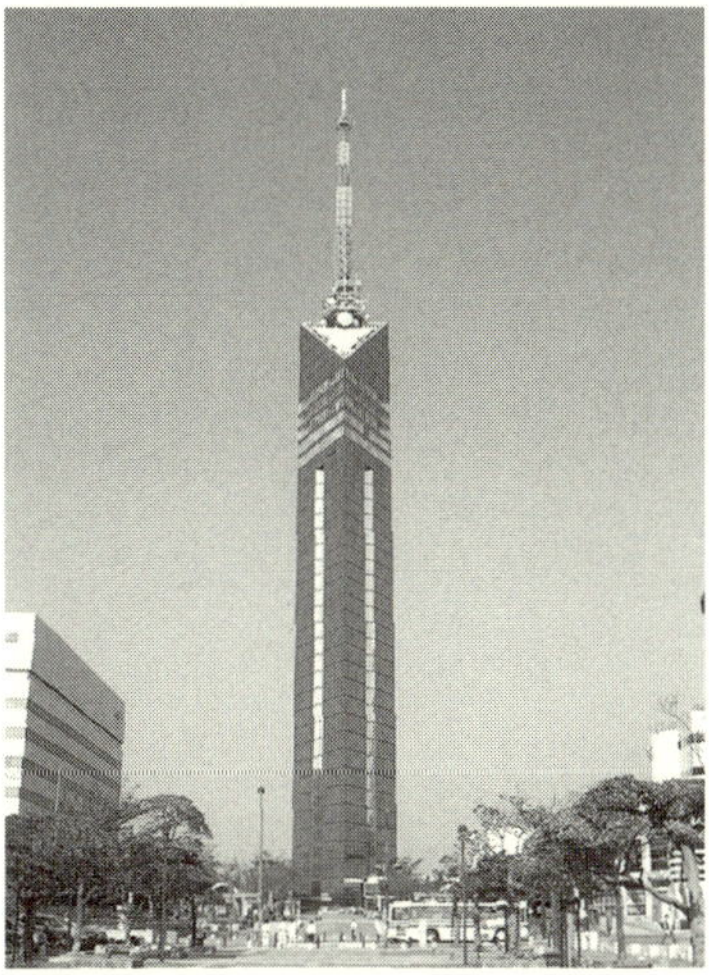
地上デジタル波を送信している福岡タワー

しかも同年一二月からは、九州朝日放送が新たにデジタル波を福岡タワーから送信するほか、近隣の久留米中継局でもデジタル放送を開始しています。久留米中継局は久留米市内だけでなく、福岡市の東部もカバーすることになっていて、小山さんの家は二つ

発症者の中には、化学物質の少ない環境を探して転居したり、仕事を続けられなくなる人もいます。

CT

Computed Tomographyの略で、コンピューター断層撮影ともいいます。三六〇度の方向からエックス線をあて、人体を輪切りにした画像を作ります。

『受ける？受けない？エックス線CT検査』（高木学校）によると、「一回のCT検査で受ける線量は一〇から二〇ミリシーベルト」です。これは、一般人の年間の被曝線量の限度として決められた「一ミリシーベルトの一〇倍以上の被曝」で、「通常の胸部エックス線撮影の二〇〇〜四〇〇回に相当」します。

「CT検査（一回一〇ミリシーベルト）を五回受けると積算線量は五

の送信所の中間にあたり、ますます被曝量が増えている可能性が高いのです。

この小山さんの症状はさらに悪化しています。眠れなくなり、うつ症状が現れ、頭や目の痛みに襲われるようになったのです。

福岡タワー周辺の電磁波環境

福岡タワー周辺は、市立図書館や大学がある文京地域で、高層マンションも多数建っています。タワー周辺のマンションの高層階にも、〇六年四月以降、体調を崩し、マンションに住めなくなった人が何人かいるそうです。筆者が周辺で電磁波を測定してみると、非常に高い値が検出されました（次頁上の図）。マンション高層階なら、被曝量はもっと増えるでしょう。

一方、小山さんは、〇六年三月、NPO団体「VOICEらぼ」を設立しました。「化学物質過敏症や電磁波過敏症は、ごく一部の人だけの問題ではなく、現代に生きる全ての人にそのリスクがあることを知ってほしい」と考え、「患者の声を住み良い社会づくりに役立てよう」と啓蒙活動を行っています。

小山さんのところには、福岡県内だけでなく九州や関東からも、化学物質過敏症や電磁波過敏症に関する問い合わせが来ています。

小山さんによると、「福岡市内では、〇七年一月中旬から体調不良者からの問い合わせが急増しています。福岡市南区に住むVOICEらぼのスタッフ二名も、頭痛、めまい、吐き気などよく似た症状でダウンしました。健康だったスタッフが

〇ミリシーベルトで、二〇〇人に一人ががんになる計算」（『医療被ばく記録手帳』高木学校）だといいます。

MRI

Magnetic Resonance Imaging の略で、磁気共鳴断層撮影法ともいいます。

画像を撮影する際、二〇〇〇〜三万ガウスの強力な磁場に人間を入れ、人体の水素原子を磁化して同じ方向に向かせます。そして、この水素原子に共鳴する電磁波を照射し、水素原子を振動させます。水素原子の振動が元に戻るときに発生する電磁波を外部から検出し、コンピューター処理すると、体内の様子を画像で確認できます。

金属を身につけていると、電磁波によって加熱され、火傷をする怖れがあり、義歯・眼鏡・ヘアピンなど

福岡タワー周辺の電磁波（EMR-20で電場を測定、測定範囲100KHz〜3GHz）

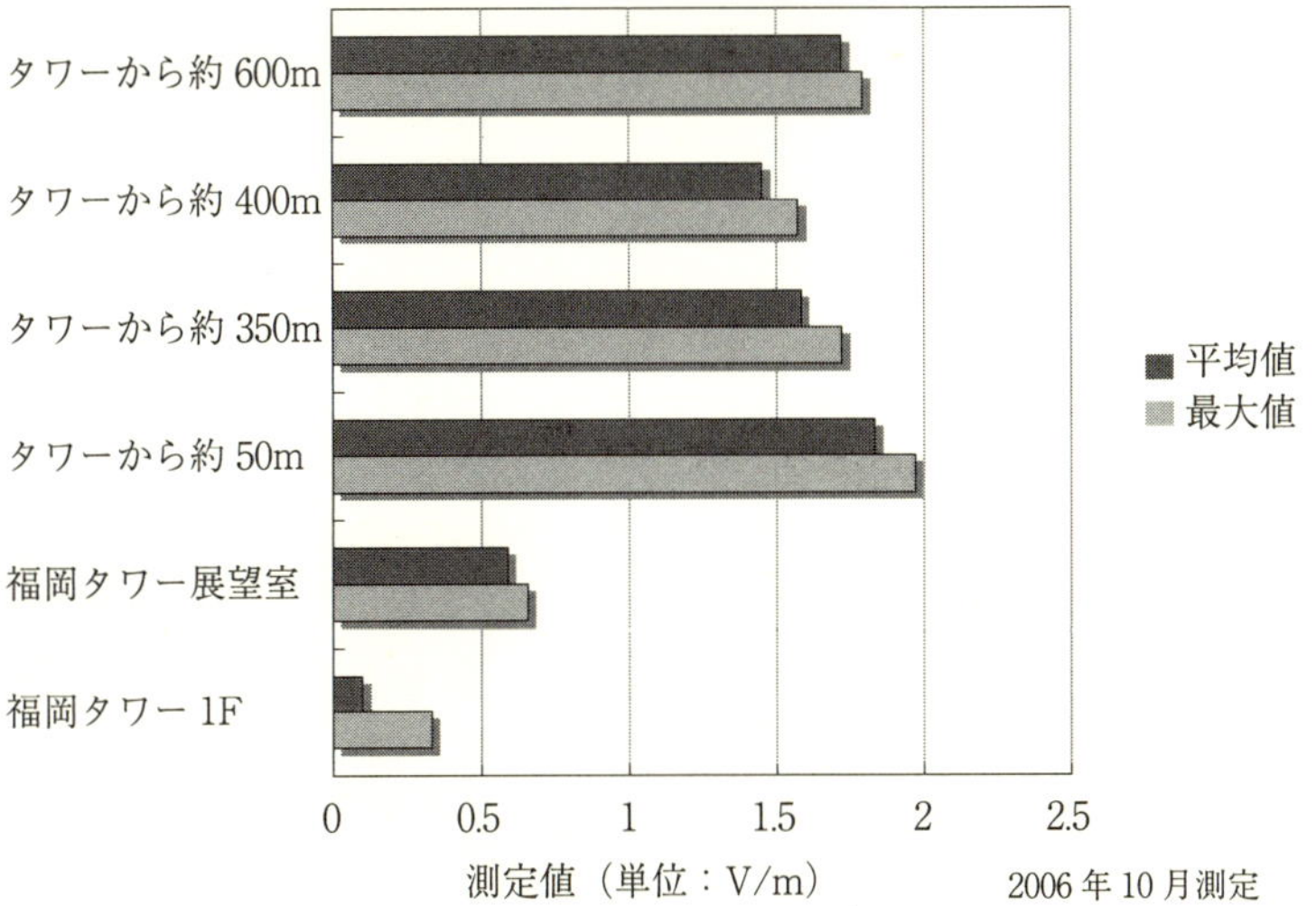

福岡のアナログ・デジタル放送周波数　（単位：MHz）

放送局	福岡タワー		久千部山	
	アナログ	デジタル	アナログ	デジタル
NHK総合	105	563	671	497
NHK教育	185	527	719	473
RKB毎日放送	173	575	683	575
KBC九州朝日放送	93	581	737	581
TNCテレビ西日本	201	599	755	569
FBS福岡放送	617	587	707	521
TVQ九州放送	509	551	479	551

※中心周波数（帯域の中心の周波数）を表記

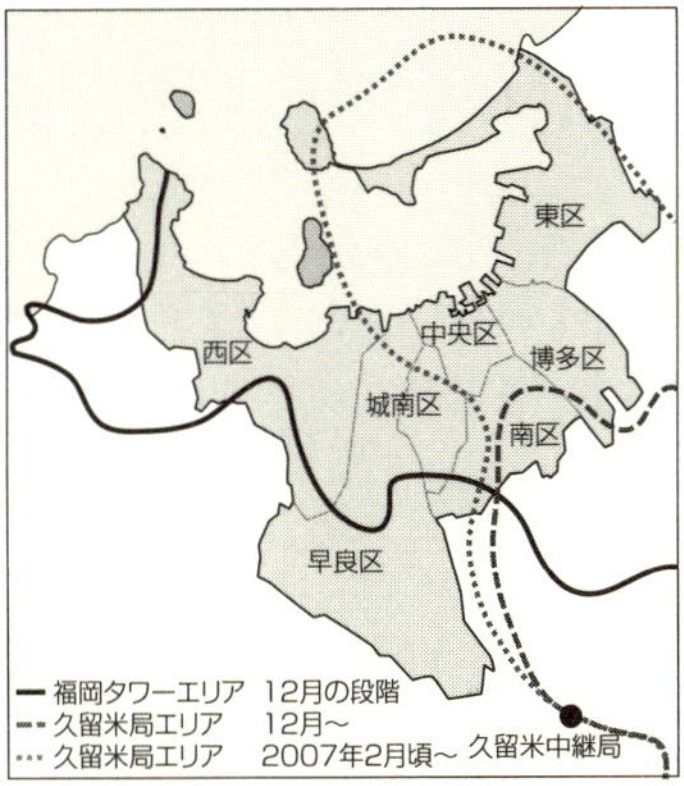

福岡市の地上デジタル放送エリア

を検査室に持ち込むことはできません。心臓ペースメーカーをしている人は検査を受けられません。

検査には、約三〇分〜一時間かかります。長時間ＭＲＩに被曝した結果、電磁波過敏症になった人もいます。

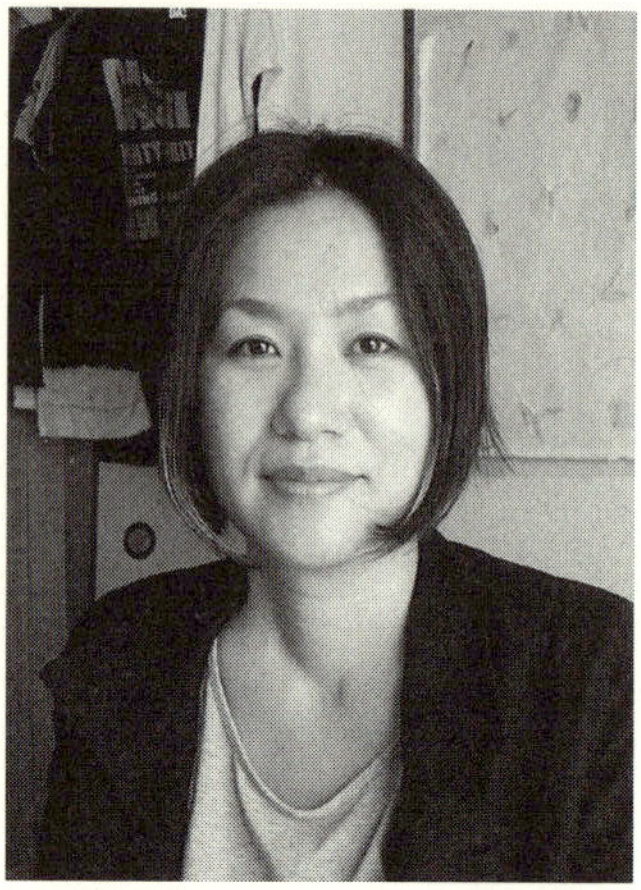

化学物質過敏症と電磁波過敏症を発症した小山ゆみさん。電磁波と化学物質を避けて暮らしている

急に倒れて心配していますが、体調を崩したスタッフの話では、周りの人も同じような体調不良を訴えているそうです」。

環境変化に敏感な過敏症の人だけでなく、健康だった人にまで電磁波過敏症のような症状が現れているのではないか、と小山さんは懸念しています。被曝した時に起きる症状は、頭痛や吐き気、めまいなどは、ありふれた症状なので、それが被曝影響だと気づかない人も多いのかもしれません。このまま地デジの放送エリアが拡大すれば、同じような事態が起きるのではないでしょうか。

北海道札幌市の場合

札幌では二〇〇六年年二月一日から試験放送がはじまりました。筆者は電磁波過敏症と化学物質過敏症を発症していますが、同日夕方から、耳鳴りと胸部への圧迫感、吐き気、頭痛、目の奥の痛みに襲われました。基地局の周辺で取材をしている時に感じるのと似た症状なので、最初は、近所に基地局が建ったのかと思ったほ

小山さん宅の測定結果

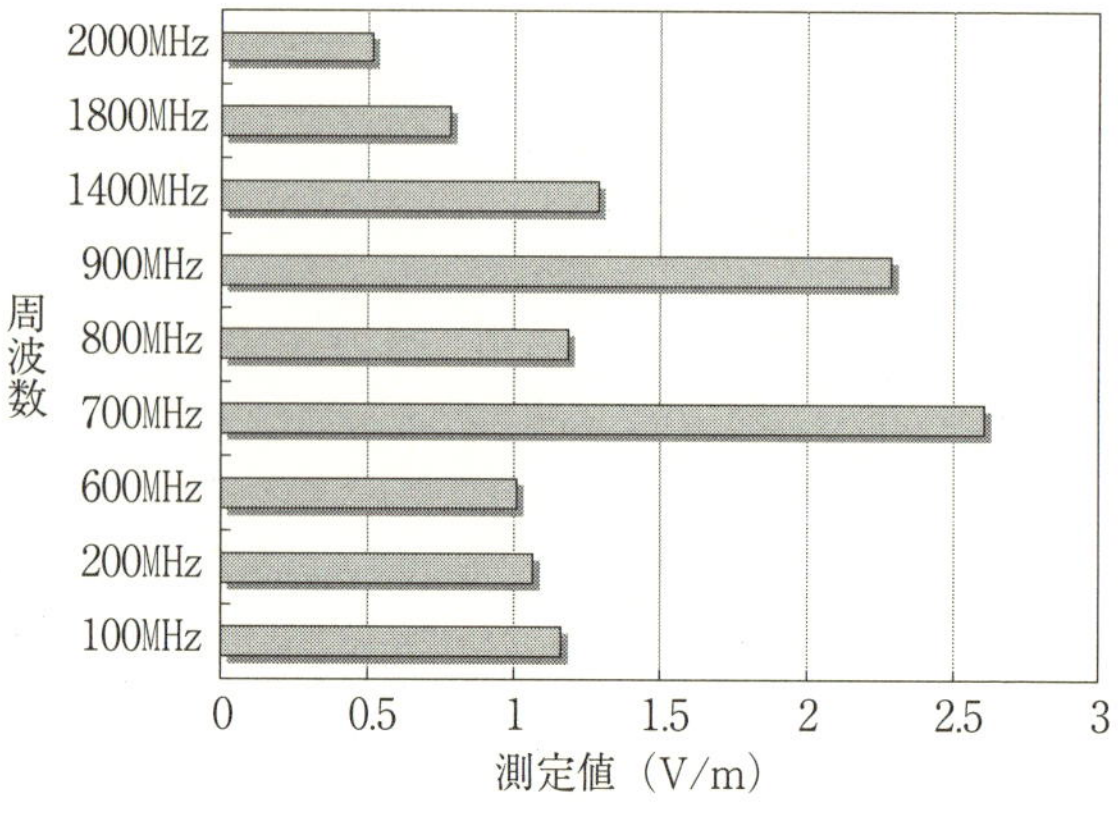

小山さんの体調は、日を追うごとに悪化しています。グラフは、小山さん宅の居間で、周波数ごとに測定したものです。最も被曝量が高かったのは七〇〇MHzで二・六〇四V／

どです。

札幌の隣にある北広島市に住むマミさん（仮名、当時二八歳）も、電磁波過敏症と化学物質過敏症を発症していますが、「二月一日は頭痛、吐き気、目の痛みに悩まされ、それ以降、今までにないかん高い音が聞こえる」と言っています。

筆者の家は、デジタル波を送信している手稲山の放送施設から一〇kmほど離れていますが、標高が約一〇〇mと比較的高いことや、手稲山送信所からは広範囲に電波が送信されているので出力が他の施設より高いことなどが関係して、体への影響も大きかったのかもしれません。北海道総合通信局に問い合わせたところ、手稲山から送信されている地上波デジタルの電波は、四七〇〜五五〇MHz（メガヘルツ）です。

筆者の家では、以前から携帯電話電磁波の侵入を防ぐため、アルミやシールドクロスで遮蔽していましたが、試験放送が始まってから、高周波の電場を測定してみると、最大値で一・六〜三・〇倍、平均値で四〜一七倍高くなっていました（次頁下段）。

筆者は総務省北海道総合通信局へ電話し、電磁波の測定をしてもらえないか頼んでみました。「二月に入ってから体調が悪い。高周波の電場が増えているようなので、どの周波数帯が増えたのか測定して調べてほしい」と頼みましたが、「テレビ番組が映りにくいなどの受信障害が起きているなら測定できる。しかし、体調不良が理由では測れない」と断られました。私は電磁波過敏症で、病院の診断書もあり、電磁波を避けなくてはいけないと説明しましたが、だめでした。

m、九〇〇MHzは二・二八九V／mもありました。七〇〇MHzは、アナログのテレビ放送などが使用している周波数帯です（二〇〇七年九月一日、午前五時三〇分〜六時に、エレクトロスモッグ・メーターで測定）。

二〇〇六年一〇月に、一〇〇kHz〜三GHzの電磁波を測定した際は、最大値で〇・二七V／mしかありませんでした（EMR-20で測定）。

測定機材と測定方法は異なりますが、一年たらずで被曝量が急増していることが伺えます。

海外の事例や研究報告を話しても「外国の話をされても関係ない」、国内の研究者や医師が電磁波のリスクを訴えているといっても「そんな話は聞いたことが無い」「電磁波の影響というのは、気のせいではないのか」と言うばかりでした。その後、札幌では、本放送が二〇〇六年六月から始まっていますが、外壁に金属の板を貼ってアースを取り、全ての窓にシールドクロスをかけるなどの対策をして、被曝を避けています。

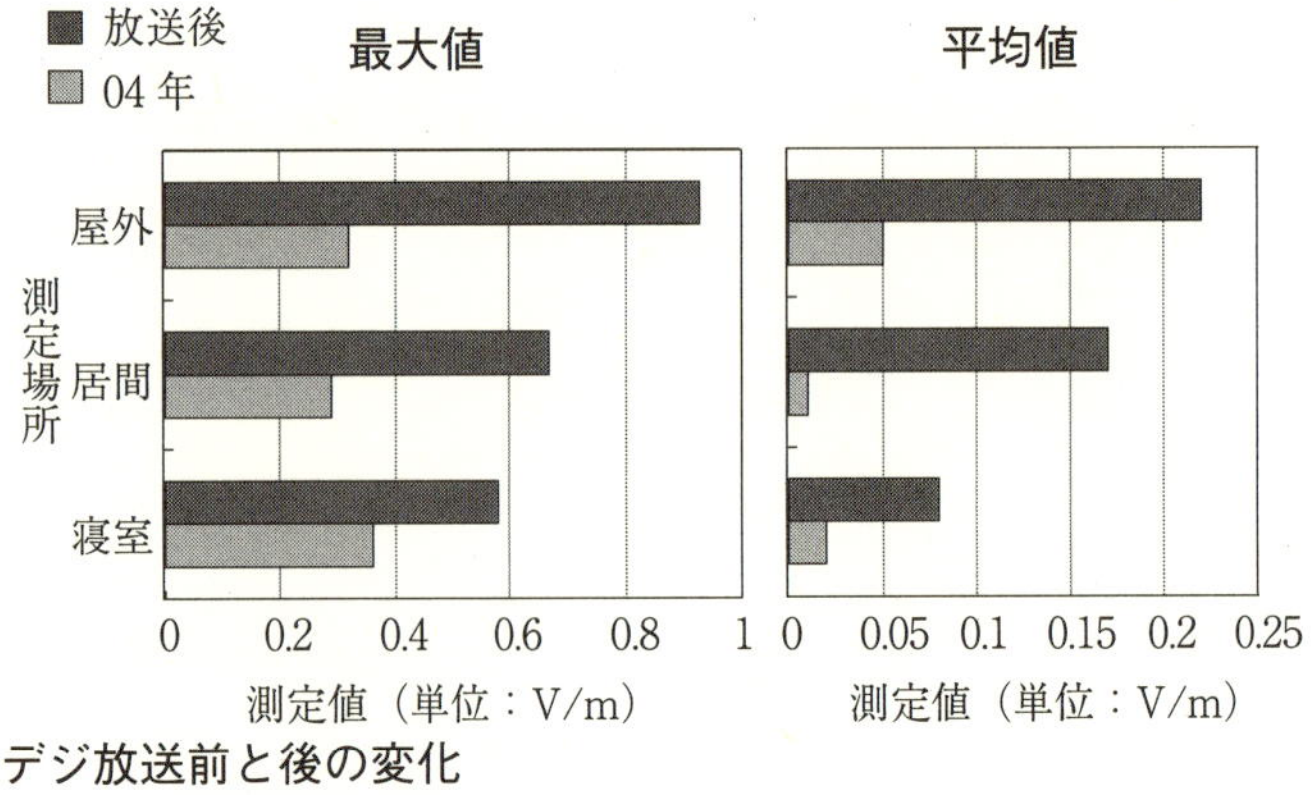

地デジ放送前と後の変化

地デジ放送後の測定値を、放送が始まる前（2004年）のデータと比較しました。左表は最大値、右表は平均値の変化です。

Q9 新東京タワーが墨田区に建つと、どんな影響がありますか？

関東一円にデジタル放送を送る新東京タワーの建設が、二〇〇八年度から始まる予定です。建設予定地周辺では、どんな影響が考えられるのでしょう。

受信障害が起こる可能性

高い建物の影では、放送電波が届かなかったり、建物に反射した電波によってゴースト現象がおきる受信障害が発生することがあります。新東京タワーに移転することで、新たな受信障害地域が発生すると考えられています。

新東京タワーが墨田区に

東京都周辺では、二〇〇三年一二月一日から地上デジタル放送が始まりました。地デジ開始に向けて、新しいタワーを建設しようという計画もあり、九八年以降、さいたま市や八王子市、新宿駅南口などいくつか候補地が挙がり、なかでも秋葉原が有力視されていました。

しかし、秋葉原はＩＴ関連産業が集中しており、タワーからの電波で電子機器に障害が発生し、誤作動を起こす可能性があるとして、候補から外されました。適当な候補地が見つからないまま、結局、現在の東京タワーにデジタル放送用アンテナを暫定的に設置して放送されています。

地デジ開始後、東京の放送事業社六社が「新タワー推進プロジェクト」を発足させ、台東区、墨田区、豊島区、足立区、練馬区、さいたま市が誘致に名乗りをあげ、〇六年三月に墨田区が最終候補地に決定しました。〇八年に着工し、アナログ放送が終了する二〇一一年に完成する予定です。

この新東京タワーは、総工費約五〇〇億円、高さ六一〇mで、現在の東京タワー（高さ三三三m）よりも約一・八倍高くなります。また、タワーの足元や周辺には、飲食施設やショッピングモールなどの商業施設を設ける予定です。

電磁波の影響は？

建設予定地は墨田区押上にある東武鉄道の操車場跡地です。周辺は住宅地で、学校や病院も多数存在します。

東武鉄道とその子会社である新東京タワー株式会社が発行したパンフレットには、「在京テレビ六社は、地上デジタル放送の電波障害の影響等についても検討しており、また、電波を発射する際には、総務省の定める『電波防護指針』の基準値を遵守するので、新タワー周辺の環境に影響を与えることはないとしています」と、説明しています。

しかし、総務省の基準値以下でも安全とは言えないのは、携帯電話基地局周辺で体調不良や植物への異変が発生していることや、各国の研究結果からも明らかです（→Ⅲ、Ⅳ参照）。

科学ジャーナリストの植田武智さんは、二〇〇六年に東京タワー周辺三〇〇〜四〇〇mの地域で、テレビ放送のデジタル波とアナログ波、FM放送の電磁波を測定しています。すると、八五頁の図のようにイタリアやロシアの基準を上回る場所

電子機器の誤作動

電子機器の小型化と高性能化、省電力が求められた結果、電磁波の干渉が起きやすくなり、誤作動も増えています。人間は静電気が一〇〇〇ボルト以上になると感じるようになると言われていますが、半導体などの電子素子は数十ボルトで誤作動を起こしたり、壊れてしまいます。

また、第三世代携帯電話が使っている二GHz帯の電磁波が増えているのも問題です。この電磁波が、「電子レンジをコントロールしているマイクロコンピューター（マイコン）などを誤作動させる恐れ」があり、「電子レンジに影響するということは、家電製品はもちろんすべての電子機器にもその影響が及ぶ危険性が日本国内に一気に増大する」（綱淵輝幸著『最先端　科学読本』工学社）という指摘もあります。

がいくつかありました。植田さんは、周囲の「建物や施設から反射した電波が局所的に集中した結果」と考えています（植田武智著『しのびよる電磁波汚染』コモンズ）。

新東京タワーからアナログ放送の電波は送信されないでしょうし、現在の東京タワーよりも高くなるので、被曝量はさらに少なくなるかもしれません。電磁波は、発生源から離れるほど、弱くなるからです。しかし、周囲の建物の状況によっては、局所的に被曝量が高くなる地域が発生する可能性もあり、住宅地にこのような施設

新東京タワーの概要

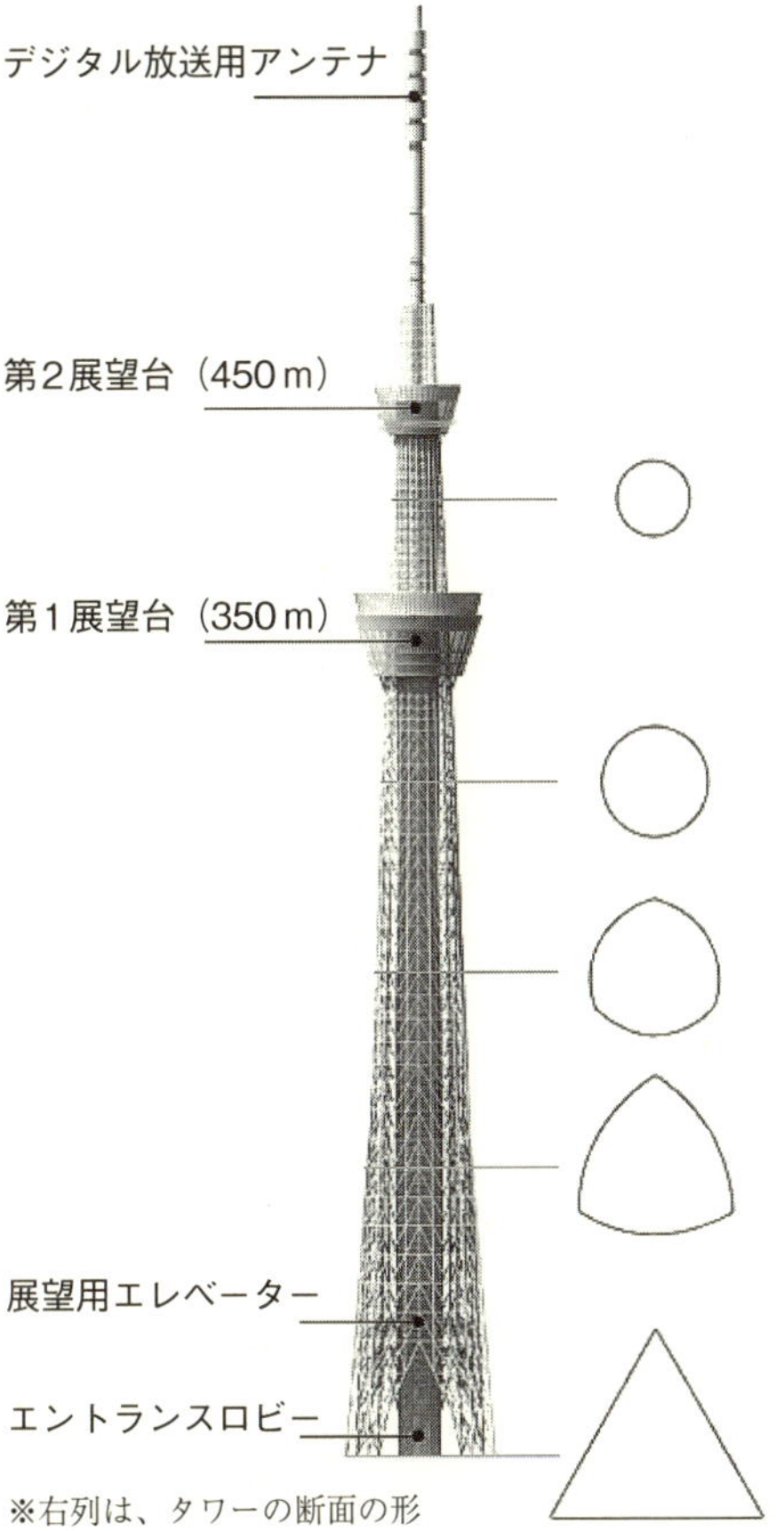

※右列は、タワーの断面の形
（新東京タワーのウェブサイト http://www.rising-east.jp/about/newtower.html）

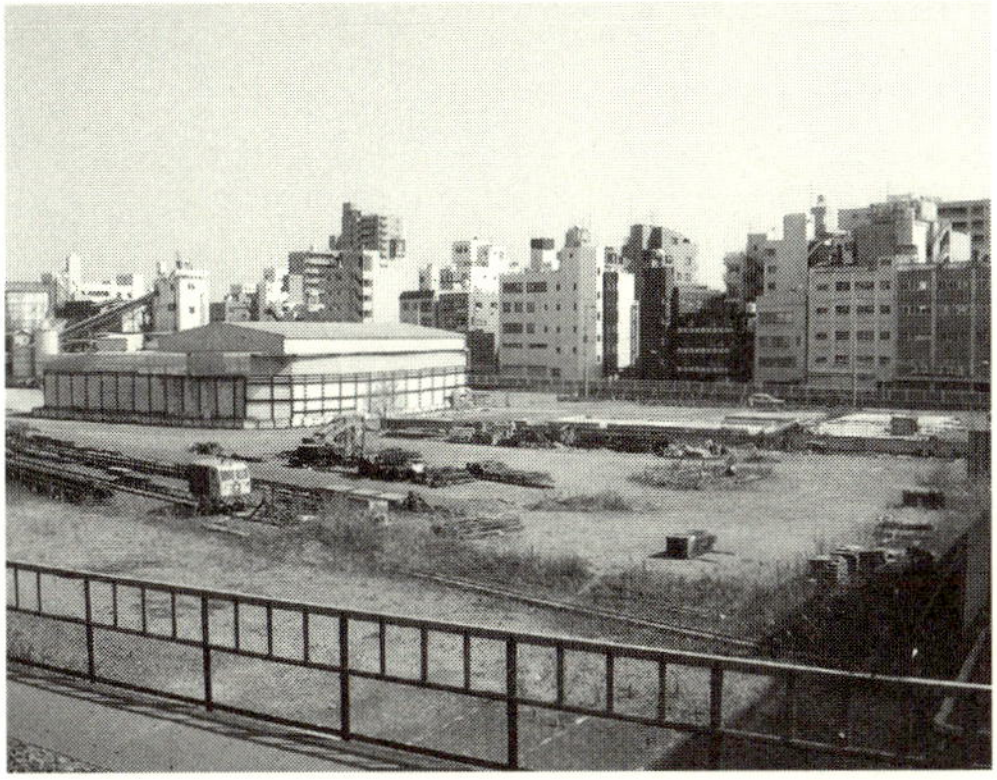

新東京タワー建設予定地

が建つことに不安が残ります。

住宅地に新東京タワーは必要か

新東京タワー建設予定地から約一kmの場所に住むフリーライターの網代太郎さんは、新東京タワーによる影響を懸念し、「新東京タワー（すみだタワー）を考える会」を結成しました。

化粧品やタバコの煙、排気ガスなど、身の回りにある化学物質に、ごくわずかでも曝されると体調を崩す化学物質過敏症という病気がありますが、網代さんは化学物質過敏症の発症者を支援したり、化学物質のリスクを啓蒙する活動を一〇年以上続けてきました。

実は、化学物質過敏症の発症者の中には、電磁波過敏症を併発している人が少なくありません。網代さんの著書『新東京タワー』（緑風出版）にも、化学物質過敏症を発症した後、東京タワーの側にある得意先へ通ううちに、電磁波過敏症を発症した男性の例が紹介されています。

網代さんは、「ユビキタス社会が始まれば、携帯電話など他の無線設備が新東京タワーに設置され、さまざまな周波数の電磁波が増えるのは予想できる。環境の負荷が増えるほど、過敏症の発症者が増える恐れがある」と話しています。

化学物質過敏症も電磁波過敏症も、症状を抑えるために、反応する電磁波や化学物質をできるだけ避けるのが基本です。化学物質過敏症を発症した人も、電磁波

東京タワーからのアナログ放送、地上デジタル放送の電波の測定結果

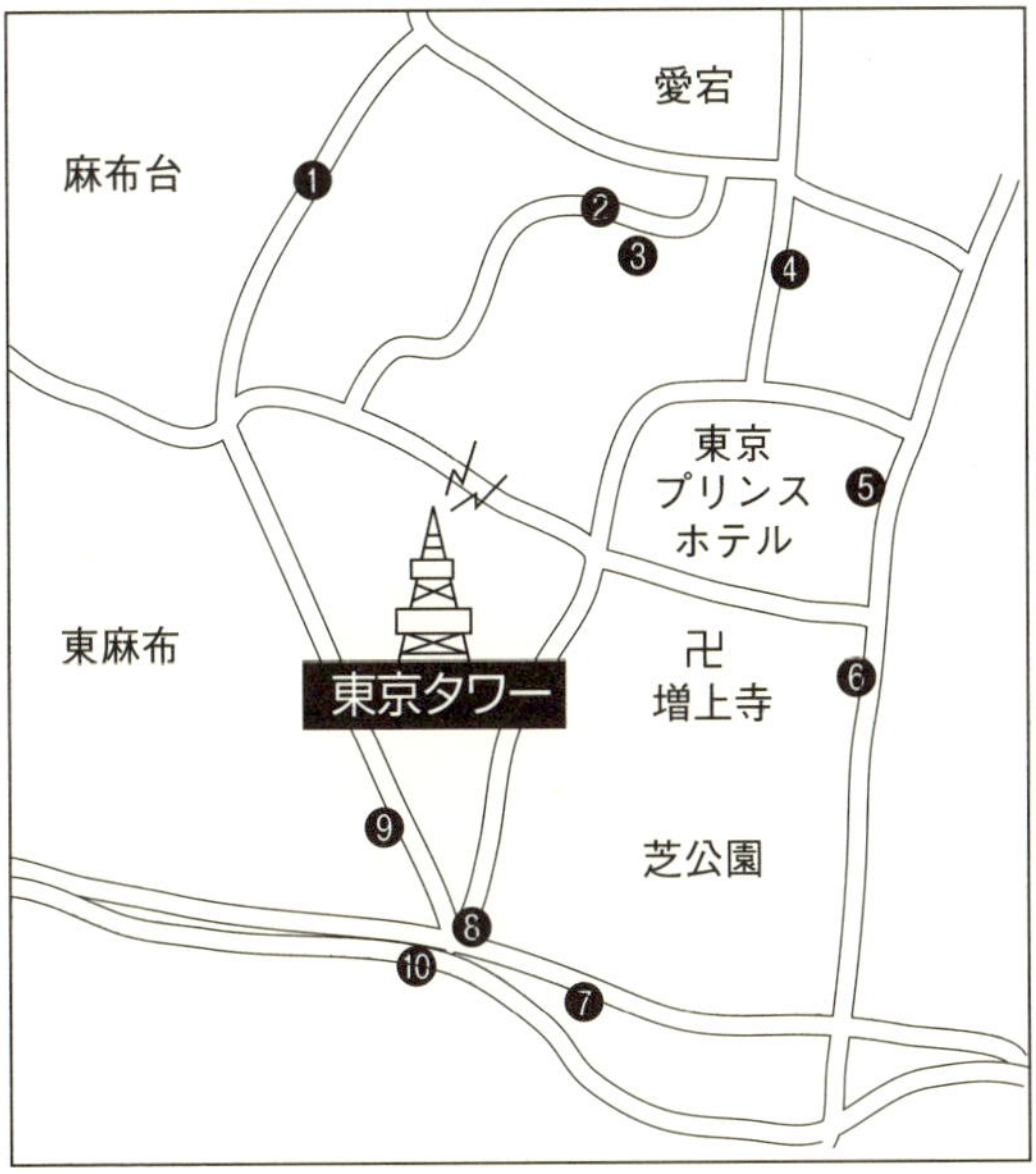

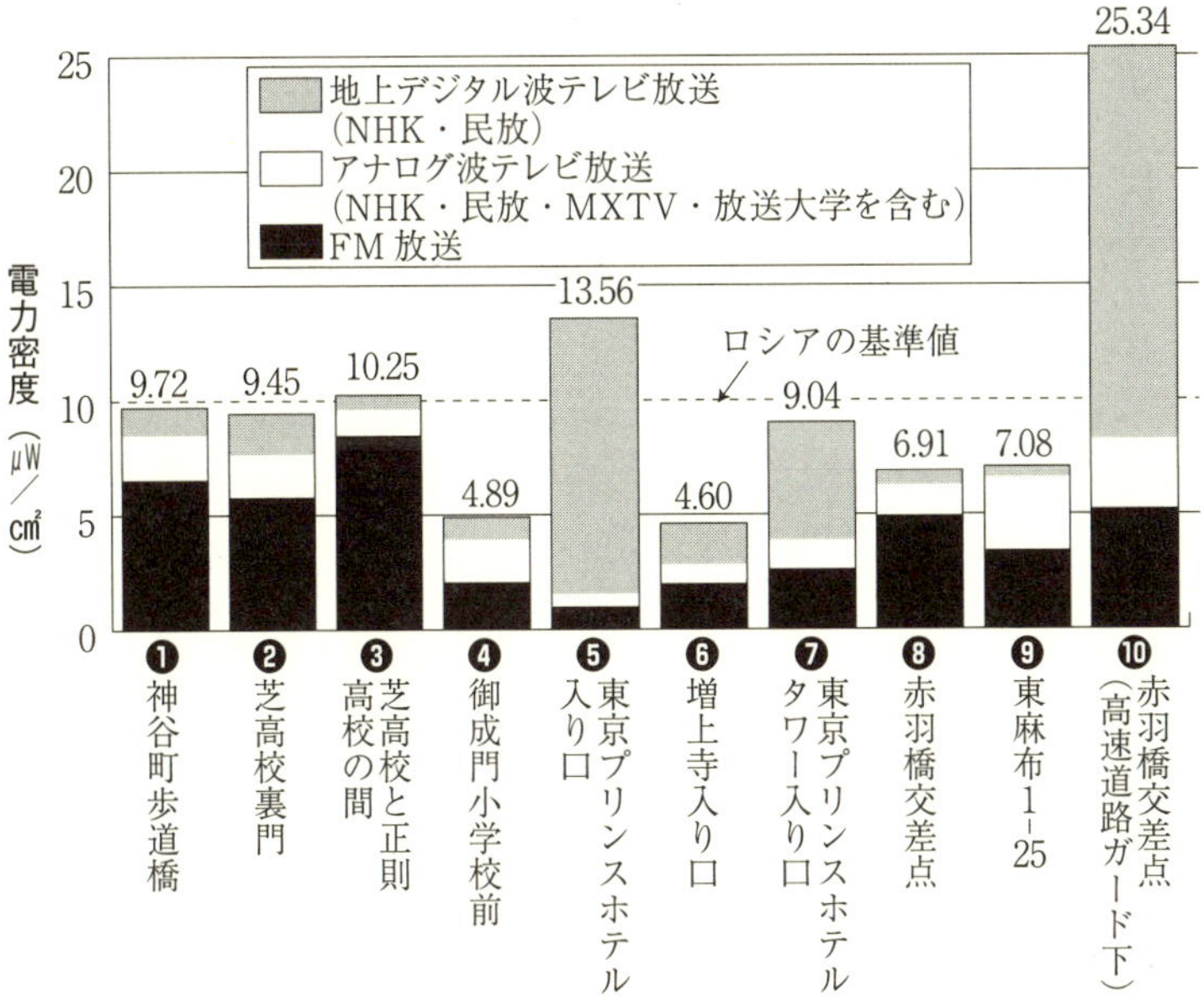

出典：植田武智『しのびよる電磁波汚染』コモンズ

をできるだけ避けるよう医師に指示されます。しかしこのままのペースで、電磁波が増え続ければ、発症者は被曝を避けたくても避けられないことになります。

健康影響のほかにも、景観の悪化や地震発生時の影響を心配し、墨田区が誘致を決定する際に十分な論議がなかったことにも疑問を感じています。「タワーに足を引っ張られて、行政がおかしくなるのが区民として心配。区は、観光客の増加を見込み、観光開発に一〇年間で七八億円の予算をつけている。経営的にうまくいくのか」と網代さんは言っています。予定地周辺には昔ながらの商店街がありますが、大型商業施設の導入によって経営状況が悪化する可能性もあります。

地域経済と地域住民の健康を考えると、新東京タワーを住宅地に誘致したのは、本当に正しかったのでしょうか。二〇〇三年以来、東京タワーから地デジを送信し続けていることを考えると、あえて移転させる理由はないでしょう。実際、地デジのために放送タワーを新設するのは、東京と名古屋、静岡だけで、他の地域は既存の施設を利用しています。

一方、東京タワーを経営する日本電波塔は、アナログ放送が終了する二〇一一年七月以降も東京タワーを利用するよう、ＮＨＫと民放六社に対し、二〇〇七年九月に協議の申し入れをしました。デジタル放送アンテナを八〇〜一〇〇ｍ高くする改良工事を行い、費用七五億円は同社が負担するという条件を提示しています。

Q10 衛星テレビの放送施設を巡って裁判が起きているのは本当ですか？

東京都では、衛星テレビの放送施設が団地の側に建設中で、住民が反対運動を起こし、現在は裁判で争っています。住民は、なぜ訴えたのでしょうか？

団地の隣に放送センターを建設

電磁波の健康影響をめぐって、衛星放送のスカイパーフェクTVを運営するスカイ・パーフェクト・コミュニケーションズ（以下、スカパー）を住民が訴え、二〇〇七年三月二六日に初公判が開かれました。

スカパーは、約二九〇チャンネルを所有し、映画やスポーツ番組、音楽、アニメなど多彩な番組を提供しています。ただし同社は、番組を制作しているわけではなく、通信衛星の中継機の権利を所有し、番組をデジタル化して電波を衛星に打ち上げるシステムを提供しています。

現在、同社は東京都江東区の大型マンションが立ち並ぶ地域に、放送センタービルを建設しようと、工事を進めています。この放送センターは六階建てで、屋上に衛星へ電波を送信する直径約七・六ｍの大型アンテナが八基、直径約六・四ｍのアンテナが四基、受信用中型アンテナ（直径約六ｍ）六基が設置される予定です。

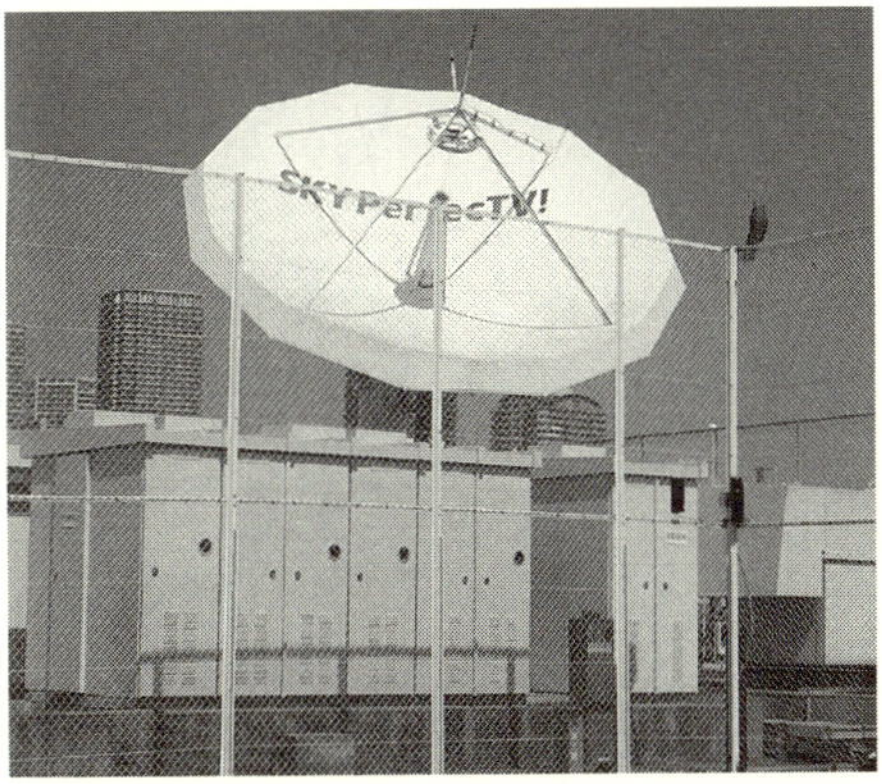

有明にあるスカパーのアンテナ

スカパーのアンテナは現在、有明など三カ所に分散していますが、これらが江東区の放送センターに統合されることになります。

一四GHzの電磁波に曝される住民

建設現場周辺は大型マンションが立ち並び、最も近いファミリータウン東陽（七七七戸）は、放送センターの敷地から約二九m、アンテナから約四一・五mしか離れていません。隣接する棟の一一階以上の住民はアンテナとほぼ同じ高さで暮らすことになります。電波は通信衛星に向けて送られるとはいえ、周辺住民への健康被害が起きる心配はないのでしょうか。

ファミリータウン東陽の住民は〇六年一二月、「スカパー巨大アンテナに反対する住民の会」を結成して反対運動を開始し、〇七年一月には、アンテナ建設工事の差し止めを求めて近隣マンション住民とともに、スカパーを東京地方裁判所に告訴しています。

同会世話人で原告団の副団長である門川淑子さんは「被害が起こってから問題にするのではなく、予防原則を採用し、安全性がはっきりするまでは海辺にあるアンテナをわざわざ町中へ

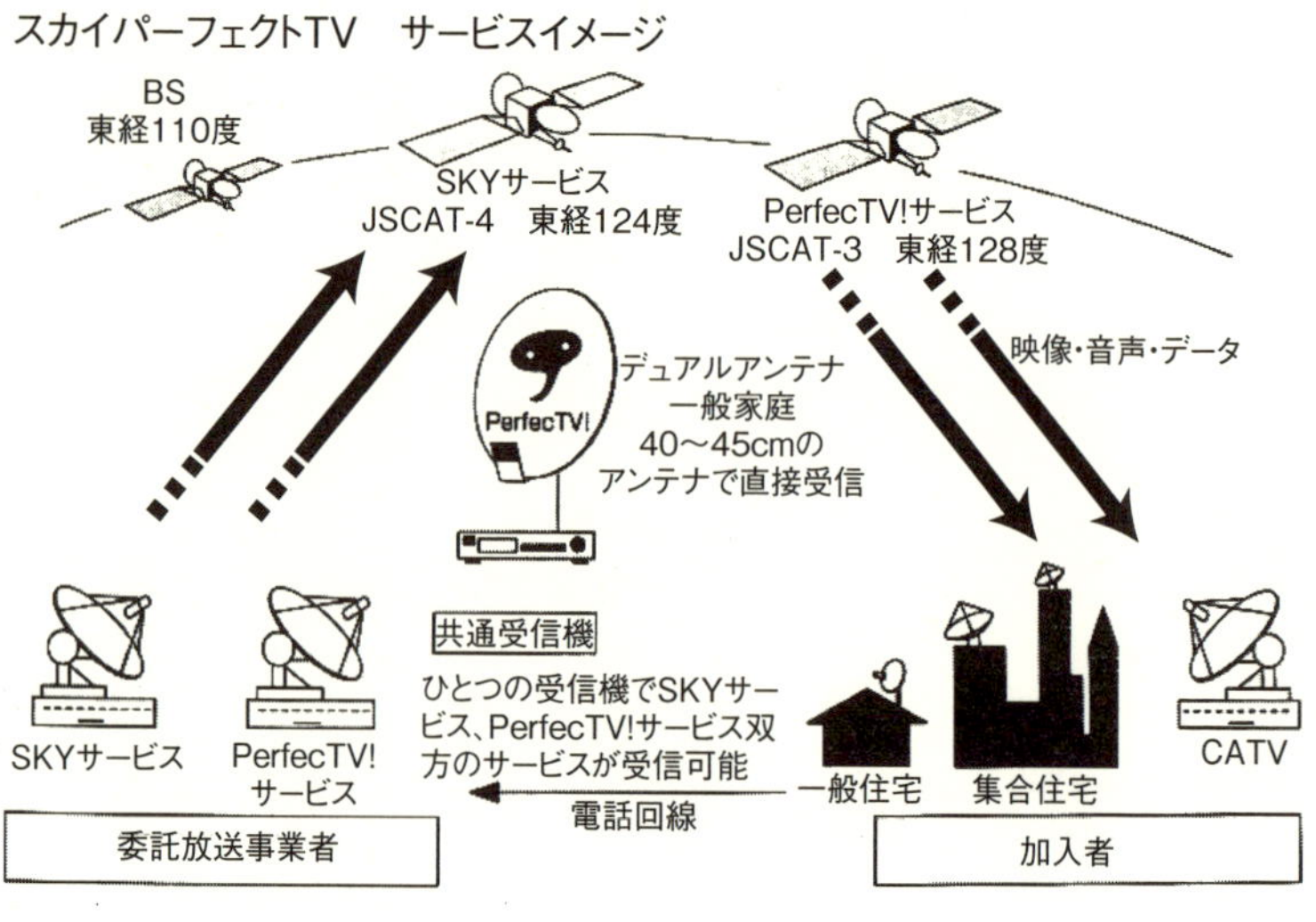

スカパーの衛星放送のしくみ

出典：河村正行著『よくわかるデジタル放送』電波新聞社

持ってくることを許さないでほしい」と訴えています。

スカパーが使用する周波数は一四GHz帯のデジタル波です。三〇〇MHz〜一五GHzの電磁波は、軍事レーダーや航空管制レーダーなどに使われていますが、レー

建設予定地周辺の地図

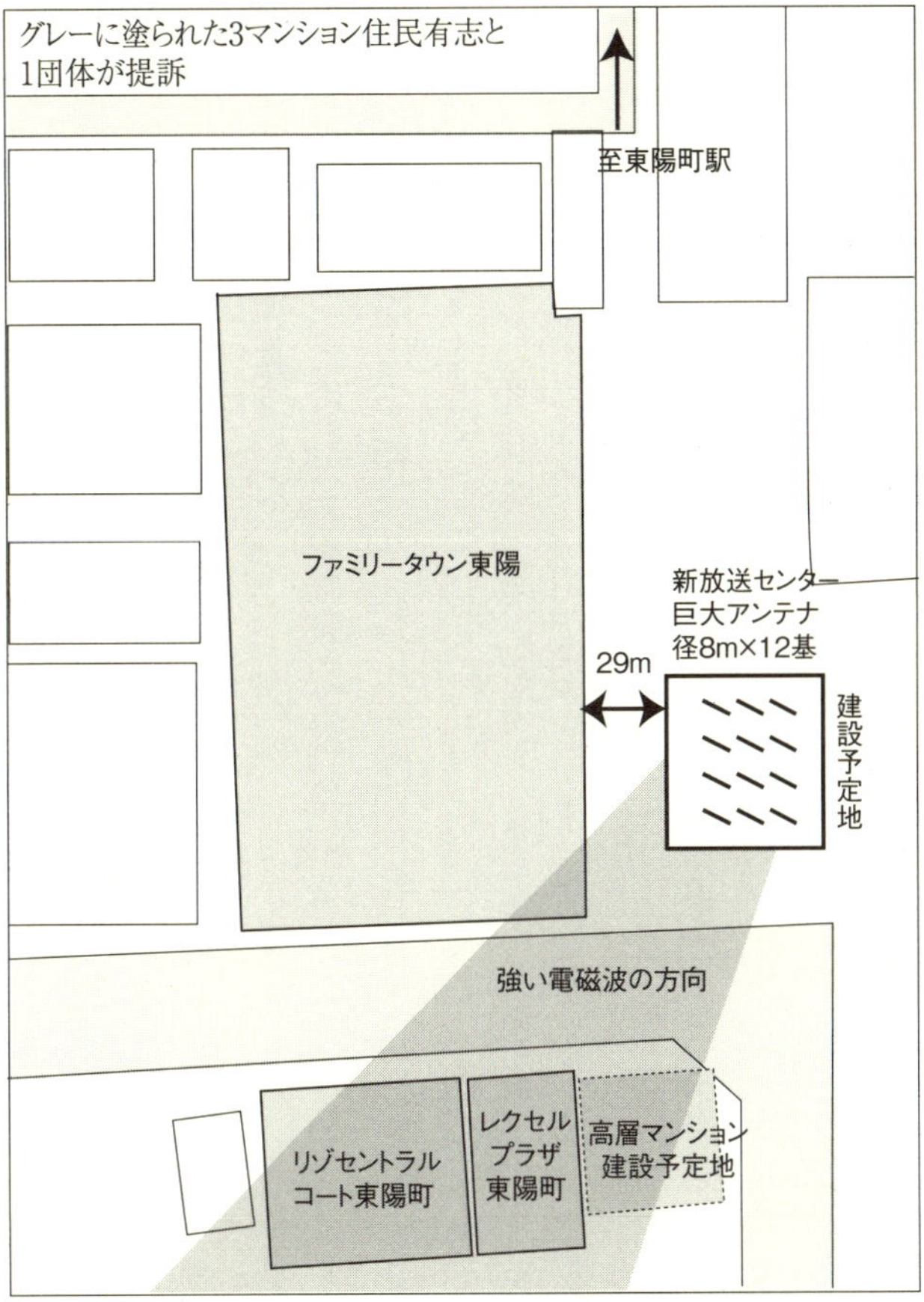

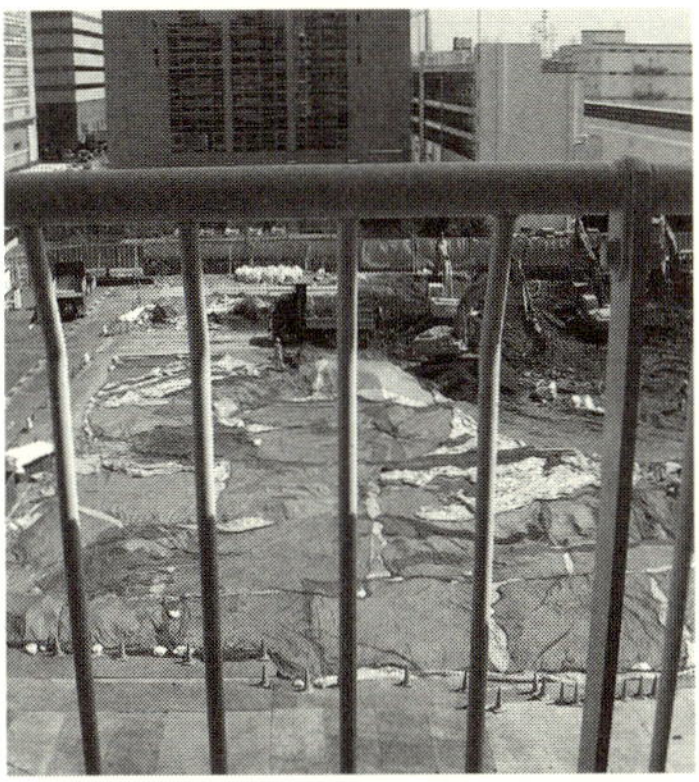
ファミリータウン東陽から見た建設予定地

ダーへの被曝によって発がん率が高くなること、白内障や流産が増えること、アレルギーが悪化することなどを指摘した研究は多数報告されています。

また、たとえ被曝量がわずかでも、長期間被曝すると深刻な影響が現れること、研究が進むに連れてそれまでわからなかった健康影響が明らかになることは、近年の携帯電話電磁波の調査でも示されています。

たとえば、一九九九年に世界保健機関（WHO）が発表した「ファクトシート二二六」は一〇GHz以下の電磁波について「被曝した人に健康への悪影響が起きるには、最低でもSAR値四W／kgが必要」としています。しかし、二〇〇四年に発表されたEUのリフレックス報告では、携帯電話の電磁波の生体影響を調べた結果、SAR値〇・三〜二W／kgの時、DNA損傷が有意に増加したと発表しています。今の時点で健康影響が分かっていなくても、将来、研究が進めばリスクが高かったことが明らかになることは多いのです。アスベスト問題がその良い例です。だからこそ、リスクが明らかになるまで使用を控える予防原則に則った規制が必要です。

スカパーの計算では、最大出力時の電力密度はアンテナから四一・五mの距離で〇・七一二四μW／㎠、五一・五mの距離で〇・四九七一九μW／㎠です。これを電場（V／m）に換算すると、それぞれ約一・六V／mと約一・三V／mになります。オランダの報告では、一V／mの第三世代携帯電話電磁波（二GHz帯）に被曝すると、頭痛やめまいが有意に増加すると報告されています。また、ラトビア共和国スクルンダのレーダー基地周辺に住む子ども九六六人を調査した研究では、子どもの運動

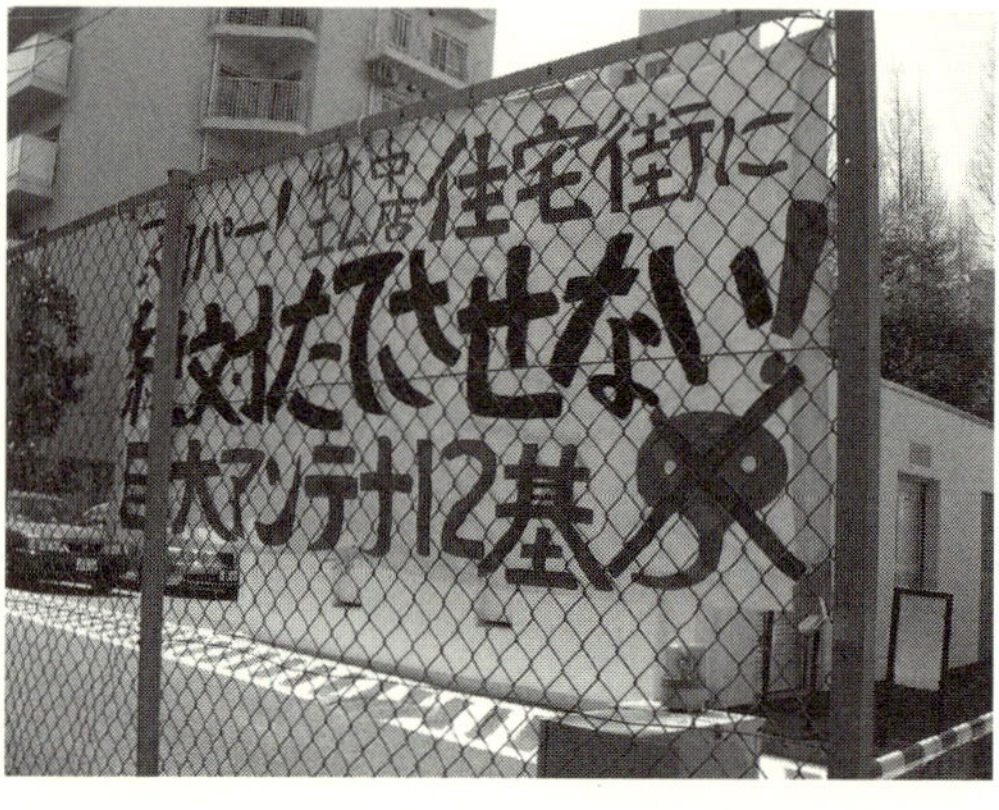
住宅街に
スカパー！
竹中工務店
させない！
大アンテナ12基
建設反対の垂れ幕

能力、記憶力、注意力が大幅に低下していることがわかりました。子どもたちの家の被曝量は低く、ほとんどが一V／mでした。

周波数が違うと影響も異なるので安易な比較はできませんが、これらの結果は一つの目安になるのではないでしょうか。スカパーは、「これらの値は国や国際的な基準値よりはるかに低い」と説明していますが、国や国際的な基準値は、短期間の被曝が対象で、長期間の被曝影響を考慮していません。わずか四〇mの近さで暮らすことになる住民にどんな影響が出るのか心配です。

スカパー放送センターは、ファミリータウン東陽の東側に位置し、少なくとも二棟は窓からの眺望が失われます。これらの棟の一一階以上の住民は、パラボラアンテナ群の間近で、ほぼ同じ高さで暮らすことになるのです。

携帯電話の電磁波も、普及するにつれてそのリスクが明らかになってきました。安全性が確立していないものを、大勢の住民が暮らす場所にあえて設置する必要があるのでしょうか。周辺住民はまさにモルモットといえます。「日本には被曝量の規制はあっても、設置場所の規制はない。この計画が許されれば、何でもどこにでも建てられることになる。過去の全ての公害が、当時の規制値を守っている中で発生したことに学び、設置場所も規制するべきだ」と門川さんは話しています。

住民説明会を打ち切り、建設を強行 不十分な住民説明

建設地は竹中工務店が所有する土地で、工事も同社が請け負っています。ファミリータウン東陽も八〇年代初めに竹中工務店が分譲したマンションです。〇六年六月、ファミリータウン東陽の住民は、竹中工務店からこの建設計画を知らされて以来、電磁波の影響を怖れ計画変更を再三要望してきました。しかし、回答は「関係法規に基づき、粛々と処理させていただく」というものでした。住民説明会は竹中工務店が一度だけ開催しました。二回目の開催も約束されたものの、住民が東京都にあっせんを依頼した事を理由に、実現されませんでした。なお、スカパーによる説明会は一度も開かれていません。

Q11 テレビの送信施設周辺では、どんな健康被害が起きていますか？

アメリカには、テレビの送信施設周辺で発がん率が高くなっている地域がありま す。どのような健康被害が発生し、人々はどう考えているのでしょう。

送信施設周辺で発がん率が増加

アメリカでも一九九八年一一月から地上デジタル放送が始まり、二〇一二年にはアナログ放送を中止する予定です。一方、コロラド州ゴールデン市にあるルックアウトマウンテンでは、テレビやラジオの送信施設周辺でがんが多発し、地上デジタル用放送施設の建設計画を巡って裁判も起きています。

ルックアウトマウンテンには多数の送信施設が林立し、州都デンバーに向けてテレビやラジオの電波を送信しています。この山や周辺には住宅地もありますが、米国でも最も被曝量の高い地域の一つで、がんになる人が多く、住民は「送信施設から発生する電磁波の影響ではないか」と疑っています。また、放送電波の干渉によって、電波を使うガレージ開閉器や補聴器などの電気機器の誤作動も頻繁に起きていました。

送信施設から発生する電磁波が最も強くなるメインビームによって被曝してい

る住宅もある上に、ジェファーソン郡の調査では、アメリカ政府の連邦通信委員会（ＦＣＣ）の一般人向けの被曝許容基準値（二〇〇μW／㎠）を二〇％も上回っている場所がいくつかありました。

コロラド州立大学や公衆衛生の専門機関は、この地域の発がん率を調べるため、何度か疫学調査を行っています。一九九八年から二〇〇二年にかけて行われた調査では、住宅地を七つのブロックに分けて、発がん率を調べました。その結果、下図ＢＧ２地域の女性は、良性・悪性脳腫瘍の発症率が四・三九倍高く、ＢＧ３地域の男性は悪性脳腫瘍の発症率が三・四九倍も高いことがわかりました。

コロラド州立大学のバーチ博士らは、二〇〇二年九月から翌年一二月にかけて、ルックアウトマウンテンで調査を行いました。住民が無線周波数電磁波と、低周波電磁波にどのくらい被曝しているかと、健康への影響を調べました。その結果、無線周波数電磁波への被曝量が多いほど、免疫機能に関わるリンパ球などが増えていることがわかりました。これは、放送電波への被曝によって、生物学的な影響が現れていることを示しています。

詳細な測定の重要性

被曝と症状の関連性を明らかにするためには、被曝量の詳細な調査が必要です。そこでバーチ博士は、この地域の被曝状況を詳しく調べ、米国国立衛生研究所が発行する学術専門誌で二〇〇六年二月に発表しています。

アンテナの位置と調査地域

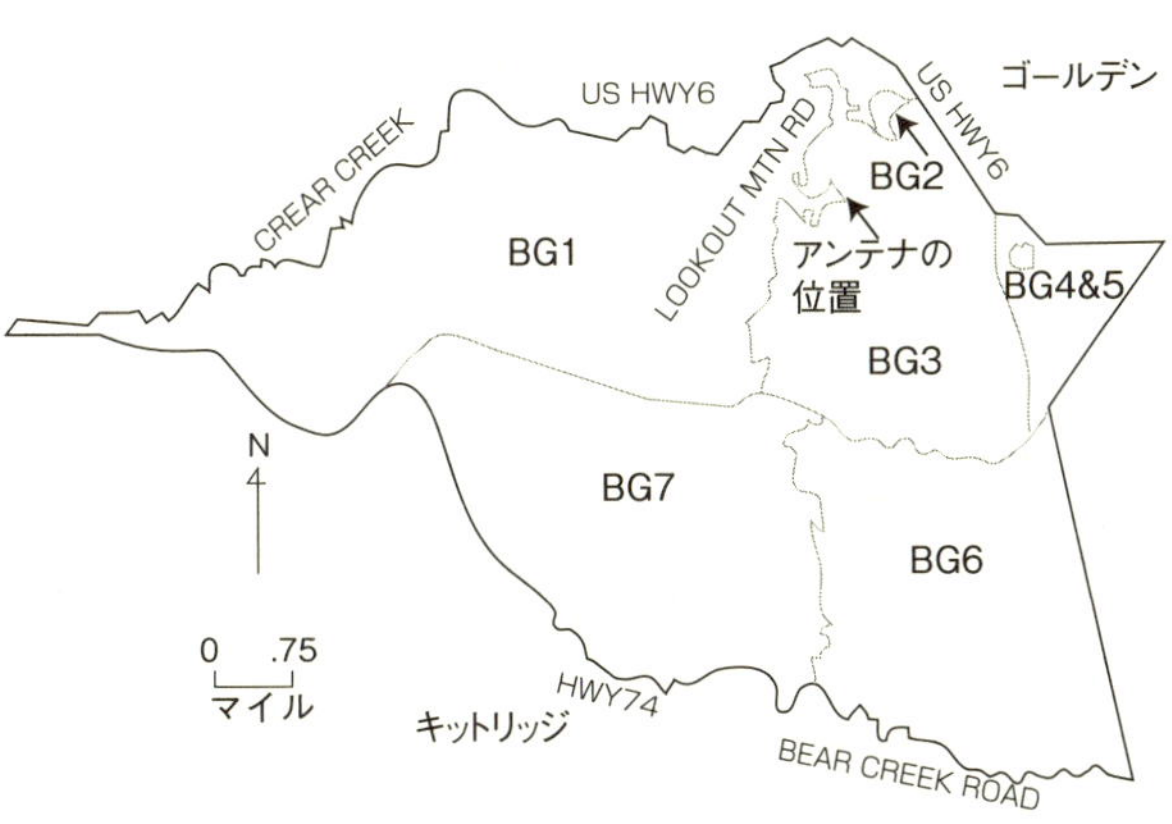

博士が調査した地域の北東、北西、南東には一五基のテレビやラジオ送信施設があり、周波数五五・二五〜六八七・二五MHzで電波を送信していました。

一九八〇年に米国環境保護局は国内一五都市で無線周波数電磁波の被曝状況を調べています。一般人の平均値は〇・〇〇五μW／㎠で、九九％の人の被曝量は一μW／㎠以下だと評価されましたが、この研究ではルックアウトマウンテンの住民の四人に一人は自宅内で一μW／㎠以上の高周波電磁波に曝されていました。最も強い値は屋外で二〇・九μW／㎠、屋内で六・七μW／㎠でした。

住民の一部は、地形の関係で送信施設よりも高い場所に住んでいましたが、標高が高くなるほど被曝量が増えることがわかりました。送信施設に近いほど被曝量も増え、一〜三km以内はとくに大きな影響を受けます。また、送信施設がよく見える場所ほど、影響を受けることもわかりました（次頁表）。

表は送信施設が家からどのぐらい見えるかを数値化して、見え方が五〇％以下のグループと五〇％を超えて見えるグループとに分けて比較したものです。施設からの距離が一km以下で施設が見える割合が五〇％以下のグループは屋外の被曝量が平均で一・六七μW／㎠ですが、五〇％を超えて見えるグループは約二倍の三・三二μW／㎠もありました。

また、丘や樹木などがあって見えにくい場所は被曝量が少なくなりました。ある家は庭にあった木を切った後、屋内の被曝量が一七六％に増えてしまいました。また、屋内は屋外よりも被曝量が四四％少なく、高周波電磁波のシールド材を使用

メインビームとメインローブ

電磁波が多くの方向に照射されている場合、照射量が最も多くなる方向の電磁波をメインローブといいます。

指向性を表わすアンテナパターン

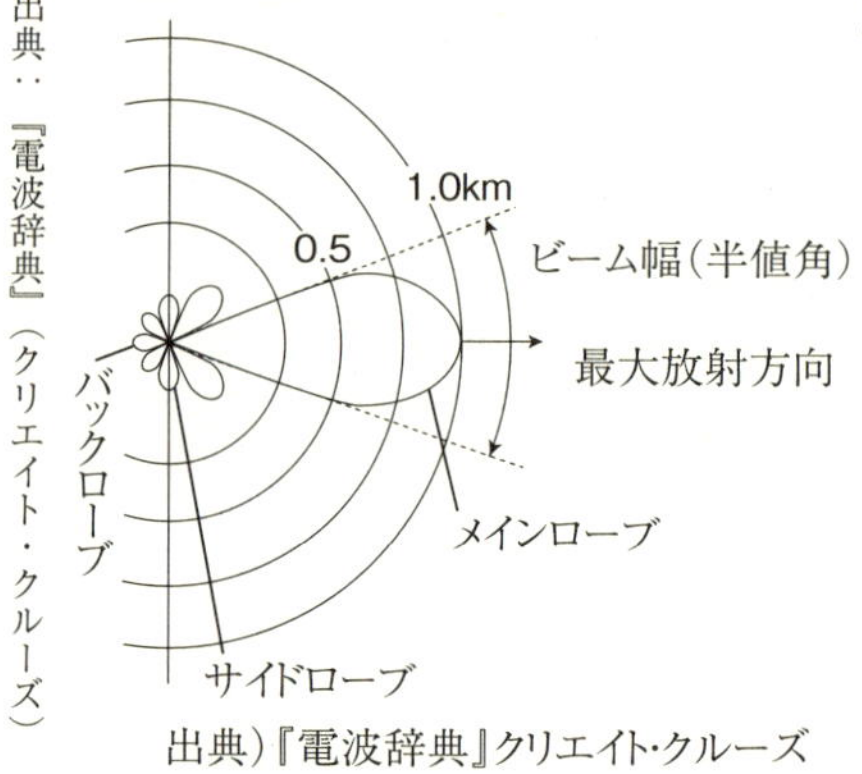

出典）『電波辞典』クリエイト・クルーズ

コロラド州ゴールデン、ルックアウトマウンテンの距離と見える割合による屋内外の無線周波数電力密度（単位：μW/㎠）

送信機への距離	全サブジェクト（件数＝280）	見える送信機の割合 ≦50	見える送信機の割合 ＞50	ρ値 ≦50％対＞50％
屋外平均				
≦1km	2.92（62件）	1.67（11件）	3.32（51件）	0.100
＞1－2km	1.00（117件）	0.21（46件）	2.66（71件）	<0.001
＞2－3km	0.13（76件）	0.05（54件）	1.49（22件）	<0.001
＞3km	0.06（25件）	0.04（18件）	0.13（7件）	0.050
ρ値≦1対＞3km	<0.001	<0.001	<0.001	
屋内平均				
≦1km	1.14（62件）	0.86（11件）	1.22（51件）	0.260
＞1－2km	0.53（117件）	0.22（46件）	0.92（71件）	<0.001
＞2－3km	0.09（76件）	0.05（54件）	0.39（22件）	<0.001
＞3km	0.03（25件）	0.04（18件）	0.01（7件）	0.020
ρ値≦1対＞3km	<0.001	<0.001	<0.001	

している家は、さらに四五％低いことがわかりました。

バーチ博士は「都市部における携帯電話や無線インターネット送信機を含め、無線周波数電磁波の被曝レベルは上昇し続けている。正確な被曝評価方法は疫学調査を改善するために非常に重要だ」と述べています。

携帯電話基地局やテレビ・ラジオ送信施設などから発生する電磁波の影響を考える際は、施設との距離だけでなく、周囲の環境や標高、シールド材の有無、アンテナの見えやすさなども考慮する必要がありそうです。このように詳細な測定が疫学調査で広く取り入れられるようになれば、被曝と健康被害の因果関係がいっそう明確に

シールド材

欧米では、高周波電磁波の侵入を防ぐシールドクロスなどが一般的に利用されています。

国内でも、シールドクロスを販売している会社があります。フルモト商事（www.furumoto-jp.com電話〇六―六四五六―一六八〇）など。

なるかもしれません。

新タワーを巡る裁判

なお、この地域では、放送企業連合体のレイクセダーグループが、現在の放送施設を一つに統合し、デジタルテレビ用のアンテナを設けた高さ七三〇フィート（約二二九m）の送信施設「スーパータワー」を建設しようと計画しています。完成すれば、放送電波の出力は、現在の約五七〇〇kW（キロワット）から、九七〇〇kWに増えると予測されています。ただし、アナログ放送が終了すれば四〇〇〇kWへ減少する、とレイクセダーグループは説明しています。

しかし、建設予定地は現在アンテナ群がある場所よりも低い山のふもとの丘で、ゴールデン市やジェファーソン郡が公園として計画していた土地でもあります。被曝や電子機器の誤作動、資産価値の下落などを怖れる地域住民と、ゴールデン市は、レイクセダーグループと建設を認めたジェファーソン郡を告訴しました。

判事は、郡長官らが区画規制条例に従わず決定権を乱用しており、スーパータワーが取り返しのつかない損害を起こすかもしれない、としてタワーの建設を止める禁止命令を出しました。ジェファーソン郡は、公聴会を開いて再検討し、二〇〇七年二月に新タワー建設案を満場一致で否決しています。

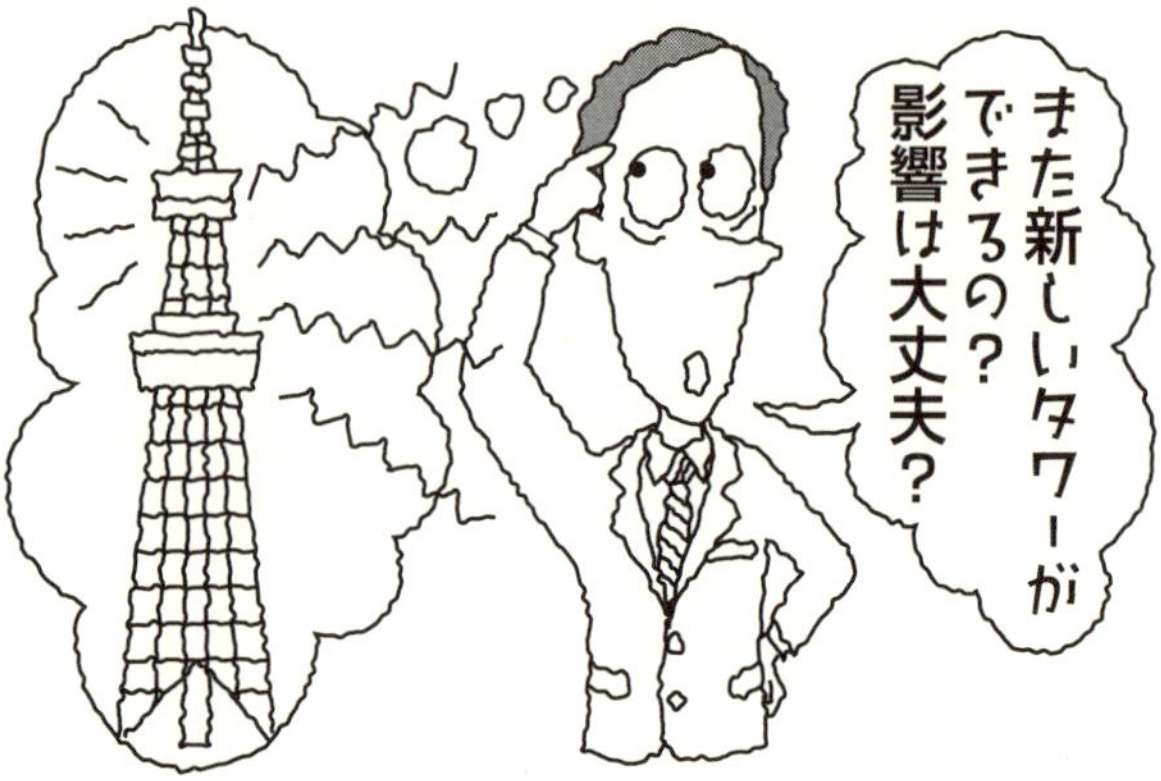

Q12 テレビやラジオなど放送施設の周辺では、どんな問題がありますか？

放送電波によって健康影響を受けていると考えられる地域はいくつかあり、イギリスやオーストラリアでは、疫学調査も行われています。

放送施設周辺で小児白血病が増加

オーストラリアのノース・シドニーでは、テレビの送信施設周辺で白血病が増加している、という調査結果が一九九六年に発表されました。この調査を行ったのは、同国の電話会社、テルストラの研究機関の医師であるホッキング博士です。

ノース・シドニーでは、携帯電話基地局からの電磁波による健康被害を心配する声が高まっており、その不安を払拭《ふっしょく》するためにテレビやラジオの放送電波に対する調査が行われたのですが、電話会社の意に反して、電磁波の有害性を立証する結果になりました。

ホッキング博士は、放送施設に近い三つの自治体（ノース・シドニー、レイン・コーヴ、ウィロビー）と、離れている六つの自治体（ハンターズ・ヒル、ノースマンほか）で、がんの発症率と死亡率を調べました（次頁下段地図参照）。被曝地域の電力密度は、施設の近くで八・〇μW／㎠、約四㎞離れた場所で〇・二μW／㎠、一二㎞地点で〇・〇二μW／㎠と算出されました。これらは、オーストラリアの基準値、二〇〇μW／㎠よりも、はるかに低い値です。

小児白血病の死亡率を比べると、送信施設に近い自治体（半径約四㎞圏内、地図参照）では死亡率が二・三二倍高いことがわかりました。小児リンパ性白血病の死亡率は二・七四倍でした。

テレビ放送に使われている周波数は、六三〜二一五MHzで、その波長は約五〜一mになります。ホッキング博士は、この周波数が「体の共振に近く、妊婦を含む成人と子どもの両方に、吸収されやすい」と説明しています。

電磁波の波長が、人や動物の体の大きさや、組織の大きさとほぼ同じだと、「共振」という現象が起きて、被曝影響がいっそう大きくなると考えられています。

たとえば、波長が一・五〜一・八mだと大人の身長に近いので、成人の全身でのエネルギー吸収が最大になります。波長が数㎝だと、目や睾丸などでの吸収が増えます。大人と子どもでは、吸収しやすい波長が異なります。波長だけでなく、細胞に含まれる水分の量や成分、組織の構造などによっても影響は変わります。

また、テレビやラジオ、携帯電話などは、「変調」といって、高周波電磁波に低周波電磁波を混ぜた電波を送信しています。これらの電磁波の影響を考える際は、混ぜられている低周波電磁波の影響も考える必要があります。

ノース・シドニーのテレビ放送施設では、五〇Hzと一五・六kHzの電磁波が変調に使われていました。六〇Hzの電磁波の磁場はがんを促進させる働きがあること

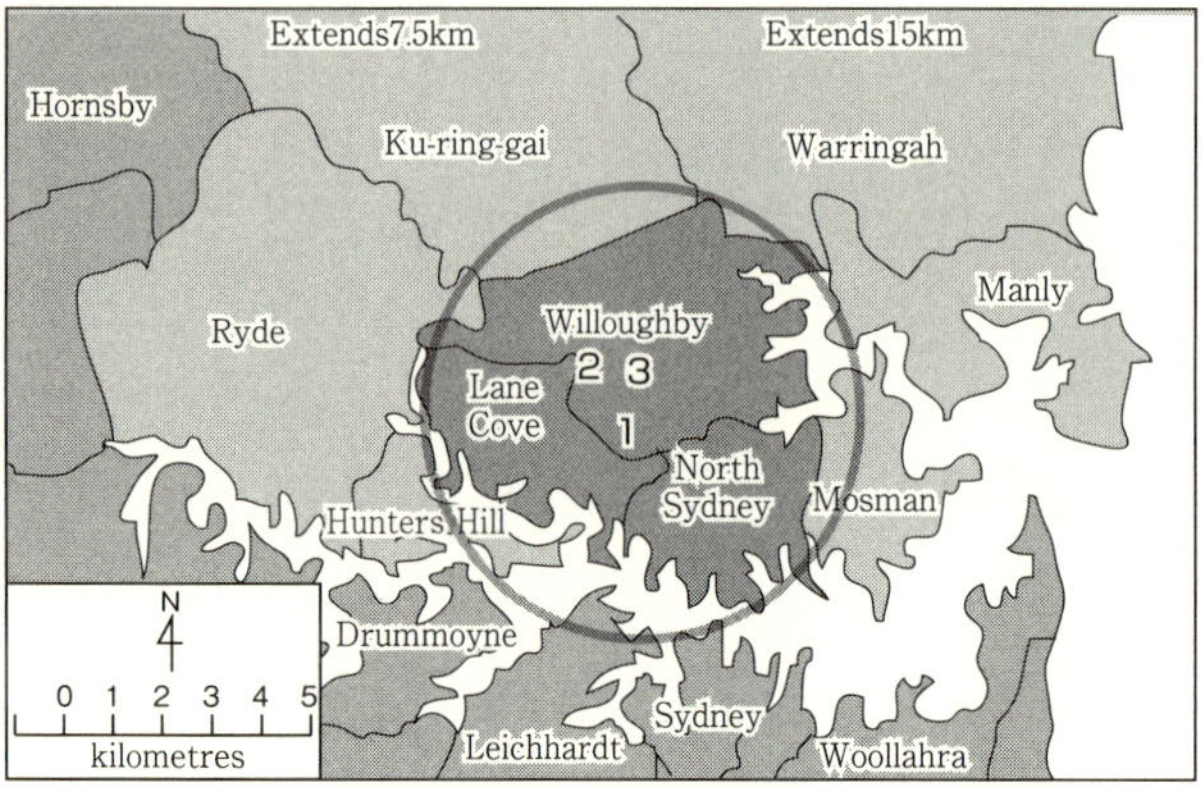

調査地域の地図
ノース・シドニーの自治体と、テレビ送信施設（1、2、3）。参考のため、送信施設の中心を起点に、半径四㎞の円を記入しています。

が知られています。

ホッキング博士は、これらの小児白血病と小児急性リンパ性白血病になった子ども（〇～一四歳）の生存率を調べ、二〇〇三年に発表しています。急性リンパ性白血病の五年生存率は、放送施設に近い自治体では五五％でしたが、より離れた自治体では七一％と高くなりました。一〇年生存率は、放送施設に近い自治体で三三％、より離れた自治体では六二％でした。

死亡率で比較すると、放送施設に近いグループは、死亡率が二・一倍高くなりました。「ノースシドニーでは、テレビ送信施設の近くに住むことと、小児白血病の生存率が低下することの間には関連性がある」とホッキング博士は述べています。

イギリスでも白血病とリンパ腫が多発

イギリスのウェストミッドランド州のサットン・コールドフィールドでは、テレビとFMラジオの送信施設があり、白血病とリンパ腫が多発していると言われていました。

ドルク博士は、この地域で一二種類のがん（白血病、非ホジキンリンパ腫、脳腫瘍、膀胱がん、前立腺がん、皮膚黒色腫、乳がん、直腸がんなど）のリスクを調べました。この送信施設の高さは二四〇mです。調査対象地域は施設から半径約一〇km以内で、この一帯に送信施設より高い丘はありません。

送信施設から半径二km以内では成人白血病のリスクが一・八三倍、急性リンパ

ノース・シドニーの白血病発症率と死亡率

白血病のタイプ		増加率	95%信頼区間
小児白血病	発症率	1.58倍	1.09～2.34
	死亡率	2.32倍	1.35～4.01
小児リンパ性白血病	発症率	1.55倍	1.00～2.41
	死亡率	2.74倍	1.42～5.27

平均的な UHF テレビ放送電波に帯する地表レベルでの被曝

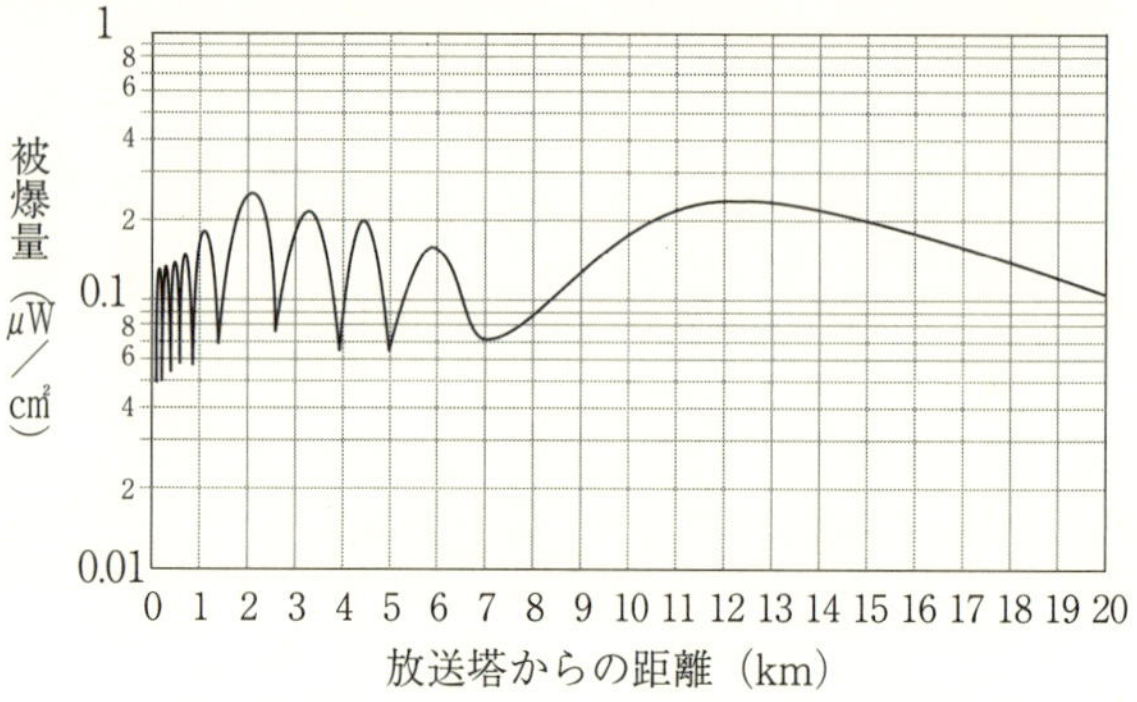

出典：チェリー博士著『携帯電話タワー周辺に及ぼす電磁波の健康影響』（中継等問題を考える九州ネットワーク）

性白血病のリスクが三・五七倍、慢性リンパ性白血病のリスクが二・五六倍高くなり、施設から離れるにつれて発症のリスクが減少する、という論文を一九九七年に発表しました。また、膀胱がんと皮膚黒色腫（メラノーマ）も、送信施設から離れるにつれてリスクが減少することがわかりました。

ドルク博士らは、イギリス国内の二〇カ所のテレビとFMラジオ送信施設周辺での発がん率も調べました。しかし、成人白血病のリスクは〇・九七倍と低く、サットン・コールド・フィールドで見られたようなリスク増加はありませんでした。

電磁波は距離の二乗に反比例して減衰しますが、実際の放送電波は、一定の傾きで弱くなるものではなく、電波が強くなるピークをいくつか作りながら徐々

電波の複雑な影響

チェリー博士は、電波について「壁や地面などの固い表面から反射され、木の葉や枝、その他複雑な表面をしたものに散乱される」とも説明しています。（『携帯電話タワーの周辺に及ぼす電磁波の健康影響』）。つまり、距離だけでなく、周囲の建物や樹木、山や丘などの地形によっても被曝状況が変わります。

に弱くなっていくようです。ニュージーランド、リンカーン大学の故チェリー博士は、VHFアンテナは送信施設から一km以内で高い被曝のピークがあり、UHFアンテナからの電波は二～三kmの間で最高のピークに達しますが、遠くまで良好なテレビ画像を送るために比較的均一な放射状に広がる、と『携帯電話タワー周辺に及ぼす電磁波の健康影響』（中継等問題を考える九州ネットワーク発行）で説明しています（前頁図参照）。

チェリー博士は、ドルク博士のデータに矛盾はなく、がんの発症率と現実の電磁波放射パターンには関連性がある、と述べています（『地域における基地局との関連性が予想される健康影響：健康調査の必要性』、二〇〇〇年、オーストリア、ザルツブルグ国際会議で発表）。

テレビ局内でもがんが多発

オーストラリアのブリズベン市にある、ABCテレビ（アメリカの三大テレビネットワークの一つ）のトゥーウォング・スタジオでは、社員の間で乳がんが多発し問題になっています。

このスタジオで働いていた女性は、同国の職場平均よりもがんになるリスクが一一倍高いことが専門家委員会の調査でわかり、二〇〇七年七月現在で一四人の女性が乳がんを発症しています。専門家委員会はがんが多発する原因を明らかにしていませんが、ABCはこのスタジオを引き払いました。

また、イギリスの『スコットマン』（二〇〇六年九月一八日付）は、BBCのカメラマンの間で脳腫瘍が多発している、と報じています。

Q13 ラジオ放送の電波も、人体に有害なのでしょうか？

ラジオ局周辺で、発がん率が高いことを示す疫学研究が、イタリア、ハワイ、韓国などで報告されています。ラジオの電波は本当に安全なのでしょうか？

バチカンラジオに有罪判決

イタリアの首都、ローマ市郊外には独立国家バチカン市国があります。ここはカトリックの総本山であるローマ法王庁があり、バチカンラジオは世界中のカトリック信者に向けて放送を行っています。

バチカンラジオの送信施設は一九五七年に建てられ、短波放送用の施設が九基（四〇〇五〜二万一八五〇kHz）、中波用施設が三基（五二七〜一六一一kHz）あり、五kWから六〇〇kWまでの異なった出力で番組を放送しています。

イタリアの公衆衛生局やフローレンス大学の研究者は、バチカンラジオの送信施設から一〇km以内で、八七〜九九年の間の小児白血病の発症率と八七年〜九八年の間の成人の白血病の死亡率を調査しました。その結果、バチカンラジオから二km以内で、子どもの白血病の発症率と、成人男性の白血病死亡率が高くなり、送信施設から離れるほど発症率と死亡率が減少することがわかりました。

バチカンラジオの位置

1：回転アンテナ（四〇〇五〜二万一八五〇kHz、二〇〇〜五〇〇kW）

2：中波指向性アンテナ（五二七kHzと一五三〇kHz、六〇〇kW）

イタリアの高周波・電磁波規制値は二〇〇一年二月に厳しくなり、一日に四時間以上過ごす場所では、一〇μW／㎠になりました。しかし、同年にイタリア国立エネルギー環境局が測定したところ、約三㎞離れた屋内で二二・二V／m（電力密度換算で二九・五μW／㎠）、五〇〇m以内の屋外で九五・〇V／m（二三九五μW／㎠）という高い値が測定されました。

イタリア政府は、バチカンラジオに放送禁止を要求しましたが、バチカンは、国際非電離放射線防護委員会（ICNIRP）が定めた国際的なガイドラインに則っていると主張し、イタリア政府は、電磁波による健康被害を減らすため同ラジオを提訴しました。

二〇〇二年の一審判決では、ラジオ局は独立国であるバチカンに属するので、イタリアの司法権は及ばないと棄却されましたが、この判決は翌年、最高裁で覆され、裁判は続いていました。〇五年五月、ローマ地裁は、強い電磁波で環境を汚染したとして、同ラジオ幹部の枢機卿ら二名に禁固一〇日の執行猶予付き有罪判決を下し、損害賠償の支払いを命じました。

ハワイでも白血病が増加

ラジオの放送施設があるハワイのワイアナエ海岸では、小さな集落で七七〜九〇年の一三年間に一二人の子どもが急性小児白血病になりました。そのうち七人は、八二〜八四年の二年間で発症しています。

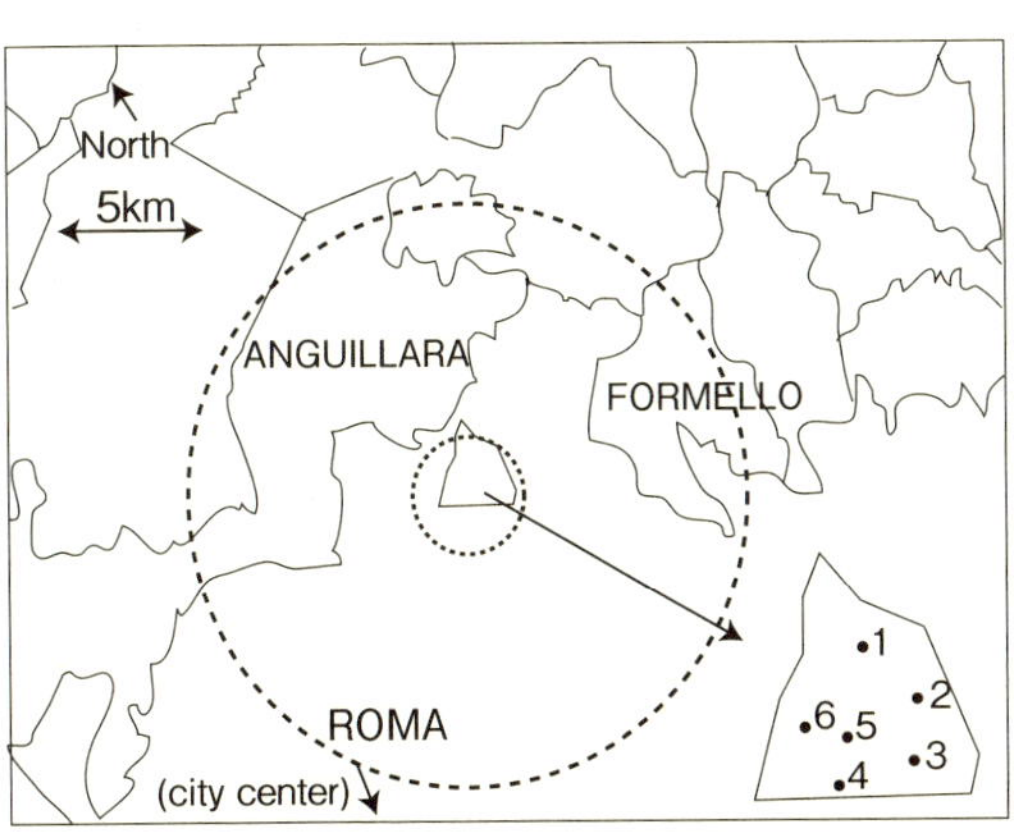

3：中波全方向性アンテナ
4：回転アンテナ四〇〇五〜二万一八五〇kHz、二〇〇〜五〇〇kW）
5：対数周期アンテナ
6：固定アンテナ

ハワイ州健康局が調査に乗り出し、発症した子ども一二人と健康な子ども四八人を対象に、親の職業やエックス線への被曝、家庭内の喫煙、病歴、ラジオタワーからの距離などのリスク要因を比較しました。

その結果、ラジオタワーから二・六マイル（約四・二km）以内で暮らす子どもたちの白血病発症率は二倍になる、という結果が出ました。

AMラジオ電波と小児白血病を調査

韓国のダンコック大学医学部のハー博士らが、小児白血病や脳腫瘍とAMラジオの電波への被曝について調べた論文が、二〇〇七年七月に発表されました。

この研究では、一五歳以下の白血病の患者一九二八人と脳腫瘍の患者九五六人に対し、年齢や性別、診断された時期が一致する呼吸器疾患の患者三〇八二人を比較しています。

出力が二〇kW以上のAMラジオ送信機と、発症した子どもの家の距離を調べると、ラジオ局から二km以内に住む子どもは、二〇km以上離れて暮らす子どもよりも、全てのタイプの白血病の発症率が二・一五倍高くなりました。この研究では、脳腫瘍との関連性は見つかりませんでした。

日本ではラジオ放送のデジタル化も進んでいますが、テレビの地上デジタル放送と同様に、健康影響が懸念されます。

電磁波によって免疫系の能力が低下するほか、中枢神経の発達に影響があるという研究もあり、子どもは大人よりも無線周波数電磁波の影響を受けやすいのではないか、と考えられています。アナログ放送でもこれだけ健康影響が指摘されているのですから、デジタル化を進める前に、放送のあり方や居住地域の安全性について考える必要があります。

スイスでも睡眠障害が発生

スイスのシュワルツェンブルグには、六〜二一MHz帯の周波数を出力三〇〇kWで放送しているラジオ放送施設があります。一九七〇年代から、この放送局周辺で体調不良を訴える住民が増え、スイス連邦エネルギー省の主導で、一九九二〜九八年に何度か調査が行われました。

調査にあたったベルン大学のアベリン博士らは、放送施設周辺に住む約四〇〇人を対象に、睡眠障害を含む肉体的・精神的症状と、睡眠に関わるホルモンであるメラトニンの量を調べ、電磁波の測定を行いました。すると、睡眠障害の発生率は、被曝量が増加するにつれて増えることがわかりました。

別の調査では、住民五四人（男性二一人、女性三三人）を対象に、睡眠の質とメラトニンの量の変化を調べました。放送期間中と放送の停止の前後一週間に、一日五回唾液を集め、メラトニンの量を調べました。被曝量が増えると睡眠の質は低くなり、メラトニンは一〇％減少していました。放送停止後、睡眠の質は改善し、メラトニンは基準値に比べて一五％増えました。

ラジオのデジタル放送

二〇〇三年一〇月から、東京と大阪でデジタルラジオの試験放送が行われています。CD並の高音質と文字や静止画像、録画を受信できるとされています。現在はNHK（一部）や東京FMなどが番組を放送しています。

海外でもデジタルラジオ放送は行われており、現在は、アメリカ、カナダ、イギリス、フランス、ドイツ、シンガポール、台湾など、一九カ国で放送しています。

アベリン博士は、「睡眠の質とメラトニン排出の変化は、磁場の減少に関係があった」と述べています。

ニュージーランドでも裁判が

ニュージーランドのクライストチャーチ市北部のオウルヒアでは、一九八〇年にAMラジオ放送タワーが建ち、九〇年からはFMも放送されていました。

オウルヒアの住民の間では、放送タワーができてから、体調不良を訴える人が増えました。放送タワーから二km以内に住む一五六人を対象に、地域住民が聞き取り調査を行ったところ、慢性的な疲労（三七％）、睡眠障害（三五％）、骨や筋肉の痛み（三〇％）、頻繁な頭痛（二一％）、いらいらする（一九％）、集中困難（一九％）、不安やうつ（一七％）という結果が出ました。症状を訴える人は、住んでいる地域を離れると症状が改善しますが、家に戻ると悪化します。症状が重くなり、オウルヒアから引っ越す人も現れました。

九九年六月、住民は放送タワーの移転を求めて、クライストチャーチ市議会とラジオネットワーク（TRN）を環境裁判所に訴えました。この裁判は二〇〇〇年に和解し、TRNは裁判費用を支払い、FM放送局四局のうち三局を移転することに同意しました。しかし、FM一局とAM二局は放送を続けています。

Q14 無線LANも健康に悪影響を与えるのですか？

オフィスや学校、家庭等いたるところで無線LANの利用が増えています。無線LANで使用する電磁波の安全性は、確認されているのでしょうか？

増加する無線LAN

Q2で紹介したように、無線LANは今後、ますます広範囲に使われることになると予測されています。公衆無線LANを設けた場所は、オフィスだけでなく、飲食店、ファーストフード店、喫茶店、図書館、空港、ホテルなどいたるところにあります。市街地では、屋外でも無線LANの電波を拾って、パソコンでインターネットに接続し、情報を検索《けんさく》できる場所が増えています。今では、家庭でも無線LANを利用するのが一般的になり、無線LANを設ける学校もあります。

しかし、他の周波数の電磁波と同様、生体影響が懸念《けねん》されています。オーストリア、ザルツブルグ州公衆衛生局は、二〇〇五年一二月に公式文書を発表し「幼稚園や学校で無線LANやデジタル式コードレス電話の使用を止めるよう」呼びかけています。

無線LANの電磁波に、短期間または長期間被曝した場合の影響を調べた有効な研究がなく、携帯電話基地局周辺で見られる頭痛や集中力欠如、不安感、記憶障害などの症状が発生する可能性があるからです。

イギリスでは、学校の無線ＬＡＮの健康影響を指摘する声が高まっています。無線送信機から発生する電磁波が、集中力の欠如や多動に関係があるのではないかと多くの教師が懸念し、教師が頭痛や吐き気を訴えた後、無線ＬＡＮの設備を取り外した学校もあります。〇七年四月下旬に、教職員組合は、無線ＬＡＮの潜在的なリスクについて研究を行うよう、政府に求めています。

『インディペンデント』紙（二〇〇七年四月二九日付）によると、ブリストル大学の教授で、イギリス健康保護庁が発足させた電磁場検討会（ＥＭＦ-ＤＧ）のメンバーでもあるヘンショウ博士は、「無線ＬＡＮの危険性を研究した方がいいだろう。この技術は、検査と評価がないまま導入された」と述べています。

携帯電話の安全性に関する政府の委員会、「携帯電話通信健康調査プログラム」の委員長であるカリス教授も、子どもが大人よりも電磁波の影響を受けやすい点を指摘し、「携帯電話に問題があるなら、子どもにとってより大きな問題になるだろう。私たちは、子どもの携帯電話の使用を止めさせるべきだとアドバイスしたが、無線ＬＡＮを使う時、ひざの上にノートパソコンを置くことも止めさせるべきだ」と述べています（『タイムス』紙、二〇〇七年四月二八日付）。

携帯電話の電磁波についてイギリスの放射線防護委員会（現・健康保護庁放射線防護局）は、二〇〇五年一月、携帯電話と健康影響に関する報告書を発表し、携帯電

公衆無線 LAN の利用場所

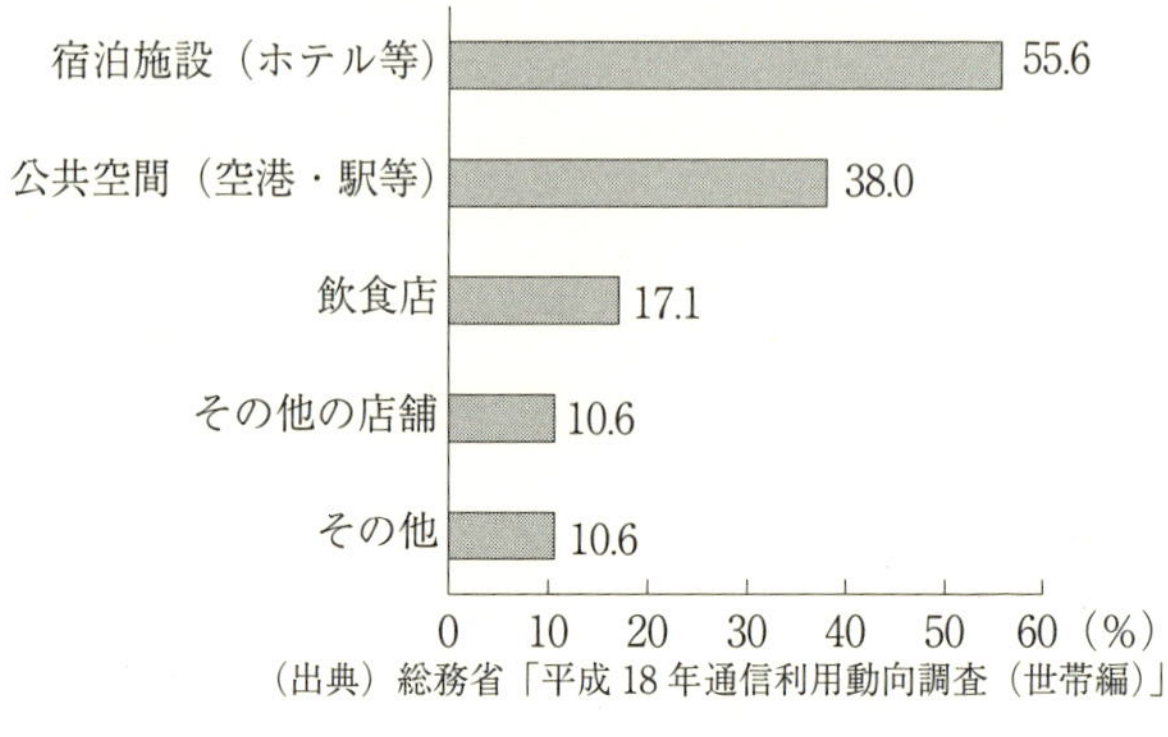

（出典）総務省「平成 18 年通信利用動向調査（世帯編）」

話技術の利用で健康影響が起きるという確固とした証拠はまだないが、疑念は依然として残っているので、はっきりするまで予防的アプローチを採るよう」勧告し、携帯電話や基地局に関する情報公開の改善、独立機関による基地局設置条件の検査、影響を受けやすい子どもの被曝を最小化することなどを勧めています。

イギリスでは一二歳以下の子どもの約九〇%が携帯電話を持っていると言われていますが、同委員会委員長のスチュワート卿は、「八歳以下の子どもには携帯電話を使わせないよう」に訴えています。

『インディペンデント』紙（二〇〇七年九月十六日付）によると、欧州環境庁（EEA）は、各国政府と公衆衛生の機関に、新しい無線技術から発生する電磁波に対して予防的行動をとるよう、圧力を増やそうとしています。ドイツ政府はすでに、無線LANの代わりに有線でインターネットに接続することを、携帯電話の代わりに有線の電話を使うことを国民にアドバイスしています。

無線LANの電磁波の安全性が確認されるまで、有線で接続したほうがいいでしょう。とくに、子どもがいる場所や、職場や家庭のように長時間過ごす場所では有線にするべきです。

無線LANのリスク

無線LANは、無線のアクセスポイントを設置し、パソコンや周辺機器とは無線で情報をやり取りします。被曝影響のほかにも、電波を通じて情報が漏洩する危険性もあります。

二〇〇六年一二月現在で、公衆無線LANサービスの契約者数は約五九〇万件で、PHS契約者数約四八八万件を上回っています。

プロブレムQ&A

Ⅲ

携帯電話に関する海外の研究と健康被害

Q15 野鳥や動物にも電磁波は影響を与えているのでしょうか?

伝書鳩が戻ってこなくなったり、スズメがいなくなるなど、鳥の異変が報道されています。携帯電話電磁波の増加と何か関係があるのでしょうか?

スズメの大量死と失踪

二〇〇六年春、北海道では各地でスズメの大量死が発見され、同年七月までに一五〇〇羽を超える死骸が確認されました。死んだスズメは、栄養状態が良好で外傷もなく、鳥インフルエンザなどウィルスへの感染も見られませんでした。スズメの大量死の原因を調べるために、研究者らが結成した「スズメネットワーク」は、原因の一つとしてサルモネラ菌(病原性の細菌)が考えられると発表しました。

近年、イギリスや西ヨーロッパ諸国でもスズメの減少が問題になっています。急激な減少が起きた背景には複数の原因が考えられるでしょうが、「携帯電話基地局から発生する電磁波が影響を与えているのではないか」という論文がいくつか発表され、基地局とスズメの関連性もさかんに報道されています。

ベルギーの自然・森林調査研究所のエヴェレアート博士らは、二〇〇六年春、イエスズメの繁殖期に六つの住宅地で雄のイエスズメの生息数と、最寄りのデジタル式携帯電話基地局から発生する電磁波の強さを調べました。これらの基地局から発生している電磁波の周波数帯は、九〇〇ＭHz帯と一・八ＧHz帯の変調（低周波を混ぜて情報を伝わりやすくする）した電磁波です。

調査した場所は、生け垣や植物の多い住宅地で、近くにデジタル式携帯電話基地局があるところです。スズメの行動が活発になる天気のよい日の午前中を選んで、一五〇カ所で電磁波測定とスズメの数を調べました。その結果、電磁波が強いほどスズメの数が少なくなることがわかりました。

九〇〇ＭHz帯と一・八ＧHz帯の電磁波の強さが合計で〇・一三Ｖ／ｍ（ボルト／メートル、電磁波の電場を示す単位）になる地域では雄のスズメの数は平均で一・九羽でしたが、〇・二四七Ｖ／ｍの地域では〇・八羽に減りました。

スウェーデンのハールベルグ博士と、スペインの生物学者バルモリ博士も、イエスズメの生息数と電磁波の関連性を調査しています。〇二年一〇月から〇六年五月にかけて、スペインのバリャドリッド市内三〇カ所で調べたところ、電磁波が強い地域では生息密度が低くなることがわかりました。彼らは「電磁波汚染そのものか、または他の要因との組み合わせの両方が原因かもしれない」という結論を出しています。

なお、バルモリ博士は、二〇〇三年にシロコウノトリと電磁波の関係についても調べ、電磁波の強いところでは、繁殖率《はんしょくりつ》が低いと報告しています。バルモリ博士は、バリャドリッド市内の教会やビルの上に営巣《えいそう》したコウノトリの巣の繁殖率や行

スズメの死因

北海道獣医師会会長の金川弘司先生は、「スズメのような小鳥は、大雪のために二日間、餌を食べることが出来なくて、マイナス一〇度くらいの寒気に曝されると、簡単に一時的なエネルギー不足に陥り、急死に追いやられる可能性がある」と指摘し、スズメの大量死は一時的な大雪と餌不足、寒波の影響で「生命維持の許容範囲を超えて急死を招いた主な原因と考えられる」と述べています（参考文献『北獣会誌』五〇号、二〇〇六年）。

野生動物の異変には、複数の原因が絡んでいます。単純に、電磁波が原因だと決めつけるのは危険ですが、要因の一つとして検討する必要がありそうです。

動異常を調べ、電磁波も測定しました。携帯電話基地局から二〇〇m以内では電磁波の平均値は二・三六V／mで、ヒナがいない巣は一二個（四〇％）ありました。一方、基地局から三〇〇m以上離れた地域では、電磁波の強さは〇・五三V／mしかなく、ヒナがいない巣は一つ（三・三％）だけでした。

また、アンテナから一〇〇m以内では、若鶏が原因不明で死亡したり、つがいがたびたびケンカをするなどの異常が見られました。アンテナの正面にあるいくつかの巣は完成されずに放棄されたそうです。

バリャドリッド市内では、九〇年代以降、携帯電話基地局がしだいに増え、鳥が姿を消した場所では、電場の強さが二～一〇V／mあるそうです。基地局が増えるに連れて、鳥が消えた場所が何カ所かあり、バルモリ博士がよく調査していた公園には少なくとも五基の基地局が建ち、ここで繁殖していた鳥一七種のうち二種が徐々にいなくなったといいます。

なぜ生息数が変わるのか？

鳥の生息数が変わる原因やメカニズムはまだ充分にわかっていませんが、いくつかの要因が考えられています。

渡り鳥や伝書鳩のように、鳥の中には「マグネタイト」という磁鉄鋼《じてつこう》の粒を持ち、地磁気を利用して方向を判断している種があります。マグネタイトは、〇・五～一〇GHzの電磁波を吸収しやすく、被曝によって方向を感知する能力が失われるそう

マグネタイトとは

マグネタイトは一〇〇〇分の一ミリほどの大きさで、最も小さな磁石の単位です。地球の磁場を感知する、脳の中のナビゲーション・システムです。伝書鳩や渡り鳥、ミツバチ、イルカ、サケ、アユなどのほか、人間の脳にもあることがわかっています。

時々、イルカやクジラが浅瀬に迷い込んで死亡することがありますが、潜水艦のソナーで方向感覚が狂ったのではないか、という説もあります。電磁波によってマグネタイトが正常に働かなくなったのかもしれません。

です。携帯電話の電磁波に被曝するとマグネタイトだけでなく、あらゆる脳の神経細胞の活性が変化するという報告もあります。

また、餌である昆虫が減少したので、生息数が変わったとも考えられます。「携帯電話基地局の電磁波が、昆虫やその他の無脊椎《むせきつい》動物の生息数にも影響を与え、間接的にイエスズメの数に影響を与えるのかもしれない」と、エヴェレアート博士らは述べています。

ドイツで起きた乳牛の行動異常

一九九八年にドイツでは、テレビの送信アンテナなどが設置された送信タワーに、移動通信用のアンテナが設置されてから、近くの牧場で家畜に異変が起きた例が報告されています。

牧場主とその家族も体調不良に悩まされるようになった上、ほとんどの牛が常に頬が濡れるほど涙を流し、目の周りをかゆがって、近くのものにこすりつけるようになりました。普通、牛がこのように涙を流し続けることはありません。

何頭かの牛は、アンテナのある方向から顔を背《そむ》けるようにして、隣の牛の胸の部分に頭を押し付けるようになったそうです。頭を前後に降り続ける牛もいました。三〜四回出産した牛は、急速に衰え、立ち上がろうとすると後ろ足が震えるようになり、やがて立ち上がれなくなり、わずか数週間で死亡しました。

調査を行ったロイシャー博士らは、原因は餌にあるのではないかと分析してみましたが、問題はありませんでした。電磁波を測定すると基準値以下でしたが、基準値以下なら異常が起きないという保証はありません。

そこで、行動異常を起こす牛を二〇km離れた場所へ移すと、五日後には元気になりました。その場所で約二週間放牧した後、元の牧場へ戻すと、数日で再び行動異常が始まったのです。

ロイシャー博士らは、「電磁波への被曝が、異常に関わっている可能性があるのではないか」と考えています。ドイツでは、この論文がメディアで紹介されてから、多くの農家が同じようなケースがあると述べているそうです。

Q16 各国で起きているハチの失踪も電磁波が原因なのですか？

ある日突然、働き蜂が姿を消すハチの集団崩壊は、ヨーロッパや南米、台湾でも報告され、「携帯電話の電磁波が原因」という説もあります。

ミツバチの失踪で農作物に影響が

二〇〇六年秋、アメリカ合衆国では、農作物の受粉用に飼育しているミツバチが、ある日突然、集団で姿を消すという不思議な光景が頻発《ひんぱつ》するようになりました。女王蜂や卵、未成熟の働き蜂を残して、働き蜂だけが姿を消してしまうのです。消えた働き蜂の群れは見つかっていません。これは、「ハチの群れの集団崩壊」と呼ばれています。

寄生虫や野生動物がハチミツを求めて巣を襲うことはありますが、そのような場合は、巣の周辺に大量の蜂の死骸が残っています。いったい、ハチはどこへ消えたのでしょう。

イギリスの新聞『インディペンデント』紙によると、「アメリカ西海岸では商用の蜂の六〇％が、東海岸では七〇％が失われた」と考えられているそうです。ミツバチの集団崩壊は、ドイツ、スイス、イタリア、スペイン、ポルトガル、ギリシャ

ハチの群れの集団崩壊

アメリカ合衆国では、四三州で集団崩壊が確認されています（二〇〇七年七月現在）。〇七年三月、アメリカ下院は、養蜂の専門家を招いて公聴会を開きました。昆虫の生態について議会が公聴会を開くのはとても珍しいことです。集団崩壊は、ストレスや寄生虫、農薬が原因と言われていますが、原因はまだはっきりしません。

でも起き、二〇〇七年四月にはイギリスと台湾でも確認されました。

宮崎県椎葉村《しいばそん》では、〇五年春から養蜂家が飼育していたニホンミツバチに異変が起き始めました。春になるとミツバチは新たに生まれた女王蜂が巣別れをして別の群れを作る「分蜂《ぶんぽう》」が起きるのですが、この年は結局、分蜂しませんでした。「親バチは幼虫をくわえて巣の外へ出て、周辺に幼虫を捨ててしまう。その親バチも巣から出たまま帰らなくなった」という異変がおきました（『西日本新聞』二〇〇七年五月一七日付）。この養蜂家は、一二〇箱の巣箱を持っていましたが、ハチは徐々に少なくなって秋にはほとんどいなくなり、今残っている巣箱は一つだけです。

同県日之影町ではニホンミツバチが消え、特産品の梅の収穫量が例年の半分以下になると予測されています。昨年の収穫が終わった頃からハチがいなくなり、農家の間では秋頃から不作を心配する声が上がっていたそうです。また、この冬は暖冬で梅が実をつける四月頃に寒気が来るなど、天候不順も一因と考えられています（『夕刊デイリー』二〇〇七年六月七日付）。

アメリカでは、受粉が必要な農作物の八〇〜九〇％に、ミツバチが関わっており、このままではリンゴやオレンジサクランボ、スイカなどの農作物に深刻な影響が出ると予測されています。

携帯電話の電磁波が原因？

なぜ、ミツバチの集団崩壊が起きているのか原因はわかりません。寄生虫や、農薬、感染症、ストレスなどいくつかの原因が考えられていますが、ドイツのコブレンツ-ランダウ大学のキンメル博士らは、電磁波の影響で帰巣率《きそうりつ》が変化するという研究論文を発表しています。

キンメル博士らは〇六年六月と七月、デジタル式コードレス電話の親機をミツバチの巣箱の底に起き、帰巣率を調べました。使用したデジタル式コードレス電話の周波数は一九〇〇MHzです。

電磁波に常に被曝するハチの巣と、被曝しないハチの巣を用意し、ハチが花粉を集めに行って帰ってくるまでの時間を計りました。すると、被曝したミツバチより、被曝していないミツバチの方が、帰巣率が高いことがわかりました。被曝した蜂は四九・二％しか戻りませんでしたが、被曝していない蜂は六三％が戻って来ました。この差は、統計学的に有意ですが、他の巣箱では、明らかな差が出なかったものもあります。

なお、キンメル博士らが〇五年に行った実験では、被曝していないミツバチの帰巣率は三九・七％で、被曝したハチの帰巣率はわずか七・三％でした。今回の実験でもそれを裏付ける結果がでているので、電磁波がハチの行動に影響を与えている可能性はあります。Q15で紹介したように、ハチにも地磁気を感知するセンサーがあることが分かっています。被曝によって何らかの影響が出たのかもしれません。

ギリシャのパナゴポウロス博士は、九〇〇MHz帯の電磁波を出す携帯電話機のアンテナの近くに成虫になったばかりのハエを起き、一日六分間、二～五日間被曝

ミツバチの働き

ミツバチは、単に蜜を集めるだけでなく、農産物の受粉にも関わっています。写真はニホンミツバチ。

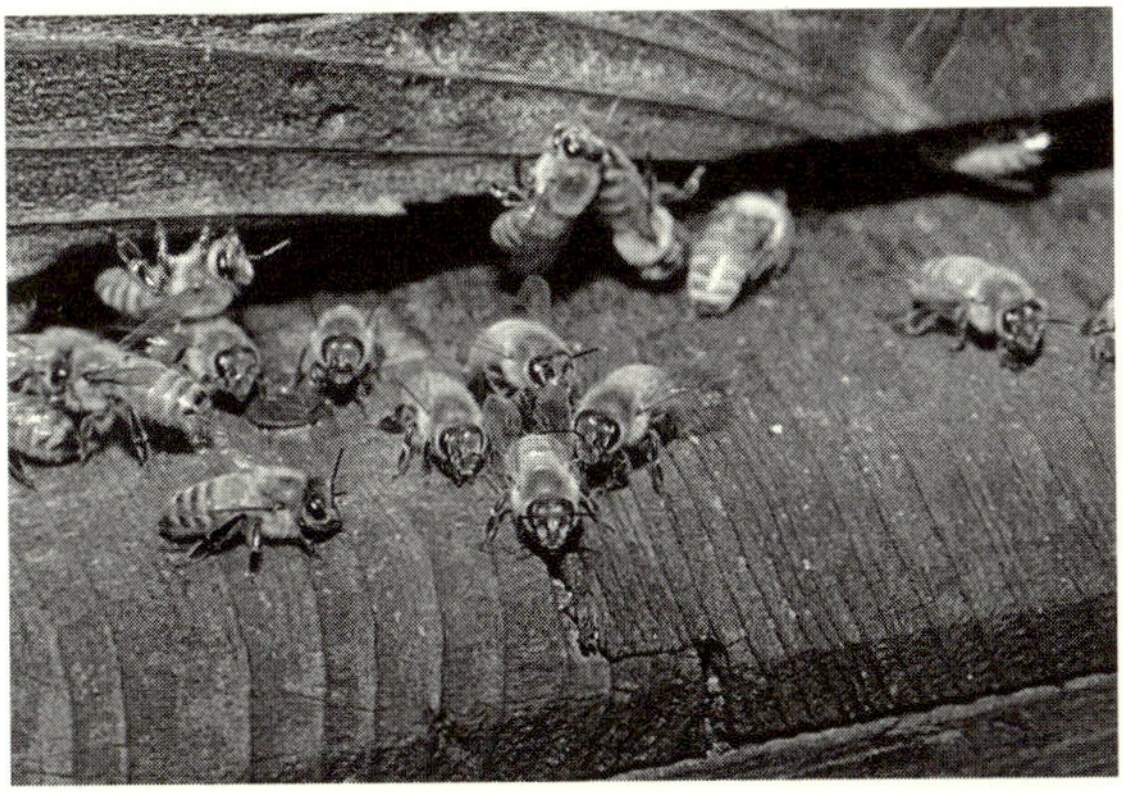

させると、変調した電磁波に被曝した場合は生殖能力が五〇〜六〇%減少した、と報告しています。同じ条件で、変調していない電磁波に被曝させた場合は、生殖能力は一五〜二〇%しか減少しなかったそうです。パナゴポウロス博士らは、昆虫の性腺が発達する過程で電磁波の影響を受けたのではないか、と考えています。

トルコのアトリ博士らは、ハエを一〇GHzの電磁波に数時間（三時間または四時間、五時間）被曝させ、繁殖能力の変化をしらべました。すると、継続的に四時間被曝させたグループと五時間被曝させたグループは、平均的な生殖能力よりも明らかに減少したそうです。

携帯電話基地局から発生する電磁波は、電話機から発生する電磁波よりもはるかに弱いのですが、周辺に暮らす人間や動物は長期間被曝することになります。

もしも、携帯電話の電磁波が昆虫の繁殖能力に影響を与えているとしたら、生態系全体に大きな影響が出るでしょう。昆虫を食べる鳥や動物の生息数も減り、生態系のバランスが大きく崩れる可能性もあります。

野生生物の異変を考える際は、餌の採取状況、気候、感染症、寄生虫、化学物質の影響、天敵の有無などさまざまな角度から検証する必要があります。ハチの群れの集団崩壊が電磁波の影響だと断言することはできませんが、可能性の一つとして検証していくことは重要でしょう。

Q17 電磁波の増加で、植物にも異変は起きているのでしょうか？

携帯電話基地局やラジオの送信アンテナなど電磁波発生源の周辺では、樹木や花など、植物にも異変が起きています。原因は電磁波なのでしょうか？

被曝で樹木の成長が変化

電磁波の影響で植物が枯れる、または、逆に成長が早くなるなど、何らかの異変が起きるという事例は多数報告され、さまざまな周波数帯と植物を使って実験や調査が行われています。

オーストリアとチェコの国境にある三八〇kV（キロボルト）送電線の近くで、五年間、秋まき小麦とトウモロコシを栽培する実験が行われ、その結果が二〇〇三年に発表されています。この実験では、被曝量と収穫量の関係を調べるため、送電線からの距離を変えて、異なった電磁場強度で栽培できるよう栽培区画を選びました。実験に使用した土地の電場は〇・二～四・〇V／m、磁場は〇・四～四・五μT（マイクロテスラ、四～四五mG）です。

被曝量が最も少ない区画で栽培した秋まき小麦は、送電線に近い区画よりも収穫高が七％高くなりました。この傾向は、雨の多い年より、日照りの年の方がはっ

軍用レーダーの健康被害を懸念

軍用レーダー周辺での植物の異変が多数報告されていますが、新たなレーダー施設建設を巡って反対運動も起きています。

米国は、弾道ミサイルに迎撃弾を命中させて破壊するミサイル防衛（MD）システムの配備を欧州や日本など各地域で進めています。このMD関連レーダー施設の建設が予定されているチェコ西部では、健康被害が懸念され、予定地周辺の二〇町村が、建設に反対しています。

きりと現れました。一方、トウモロコシには、明らかな差がでませんでした。

ラトビア共和国では、レーダー基地の周辺で、マツの成長が遅くなると指摘されていました。年輪の調査によって、送信が始まった一九七〇年から成長の遅れが起きており、被曝量が多い場所ほど成長が遅れ、被曝と成長の遅れには明らかに関連性がある、と一九九六年に報告されました。他の環境的要因と人為的な要因も検討されましたが、関連性は見られませんでした。

アメリカのミシガン州では、低周波電磁波を発生させる海軍の通信用アンテナが建ってから、樹木の生長に異変が起きていました。アンテナの五〇〜一五〇m以内で成長率を調べると、カエデの成長率は高くなっていましたが、レッドオークやカバノキは影響を受けていませんでした。

なぜ、植物にこのような異変が起きるのかは、まだ充分に分かっていません。ウクライナのベルヤフスカヤ博士は、植物の苗が成長し始める初期の段階で弱い磁場へ被曝すると根の成長が抑制される、と述べています。また、被曝によって植物の根の細胞でカルシウムイオンが過剰に増えるという結果もあります。

ベルヤフスカヤ博士は「弱い磁場への長時間の被曝は、細胞、組織、器官レベルで異なった生物学的影響を起こすかもしれない」と考えています。電磁波の周波数や植物の種類だけでなく、成長の段階のどの時期で被曝するか、などさまざまな要因によって、被曝影響が変わってくるのかもしれません。

樹木や野鳥の影響を調べているスペインの生物学者バルモリ博士は、「電磁場は

レーダー周辺で病気多発と農作物減少

アゼルバイジャン共和国のガバラ・レーダー基地周辺では、喘息や貧血、高血圧に苦しむ人が増えているという報道もあります（〇七年九月四日付、http://news.trend.az）。ガバラ中央病院のラスロフ医師によると、〇六年だけで、出産した女性一五四八人のうち約七一％の一一〇〇人が貧血になったそうです。同医師は電磁波の影響を除外できないと考えています。周辺地域では子どもの病気が増え、農作物の生産量が減少し、クルミの木の葉に穴が開くなどの現象が起きています。

私たちがまだよくわかっていない方法で、私たちの世界を変えている。森林の観察には特別な注意が必要だ」と述べています。国内の樹木に異変は起きていないのか、早急に調査する必要があるのではないでしょうか。

Q18 携帯電話基地局周辺では、どんな健康被害が発生しているのですか？

基地局周辺の健康影響を調べる疫学調査は、各国で行われています。これまでに、どのような症状が報告されているのでしょうか？

海外の疫学調査

疫学《えきがく》調査とは、体調不良や病気の原因を、地域や職域などの集団を対象にして、原因や発症条件などを明らかにすることです。国際がん研究機関（ＩＡＲＣ）の規定では、疫学研究で発がん性があることが充分に示されていれば、動物実験で否定する結果が出ても、疫学の結果を優先することになっています。国内ではほとんど報道されていませんが、携帯電話電磁波の健康影響は各国で関心を集め、疫学研究も多数行われています。

二〇〇二年、フランスのサンティーニ博士は携帯電話基地局周辺の住民の症状を調査した結果を発表しました。基地局から三〇〇ｍ以内に住む人は、三〇〇ｍ以上離れた場所に住む人や、被曝していない人よりも、不眠などの症状を訴える人が多いと報告されました。基地局から三〇〇ｍ以内では、吐き気、食欲不振、視覚障害、いらいら、うつ傾向、集中困難、めまい、記憶障害、性欲低下、頭痛、睡眠障害、不快感、皮膚の問題、疲労感が明らかに多いことがわかりました。

また、女性は男性よりも、頭痛や吐き気、食欲不振、睡眠障害、うつ、不快感、視覚障害を多く訴えていることが分かりました（下表）。

これらの症状はありふれたものなので、電磁波の影響だと気づかずに、過ごしている人が多いかもしれません。国内の発症者に話を聞くと、女性の場合は更年期障害と思っていたが、後で被曝影響であることに気づいたり、病院で更年期障害や精神的な疾患と誤診される例も多いようです。

被曝と症状の関連性

二〇〇四年に開かれたＷＨＯの国際会議では、このフランスの研究をさらに裏付ける、スペインでの調査結果が報告されました。これは、九〇〇ＭHzと一・八ＧHzの電磁波を発生させる二つのデジタル式携帯電話基地局があるラ・ノーラという村で行われたものです。

この研究では、症状を調べるだけでなく、調査協力者の寝室で高周波電磁波の測定も行いました。すると、被曝量と症状の間には明らかに関連性があり、被曝量が多いほど症状を訴える率が高くなることがわかりました。関連のある症状は、疲労感やいらいら、頭痛、吐き気、食欲不振、睡眠障害、うつ傾向、集中困難、記憶障害、めまい、心臓血管系の問題です。

この研究を行ったオバーフェルド博士らは「研究データに基づいて言えることは、

携帯電話基地局から300ｍ以内の住民（男性205人、女性215人）によって報告された症状と性別の影響

症状	男性（%）	女性（%）
頭痛	14.4	45.6
吐き気	0	5.9
食欲不振	1.9	7
睡眠障害	45.4	61
うつ傾向	9.8	26.7
不快感	15	25.4
視覚障害	12.2	22

電場の総量が〇・〇二V／mを超えないように努めるべきだということだろう」と述べています。この値を電力密度に換算すると、〇・〇〇〇一μW／cm²（マイクロワット／平方センチメートル）で、デジタル式携帯電話基地局に対する室内での被曝基準値として、二〇〇二年にオーストリア、ザルツブルグ州公衆衛生局が定めた値と同じです。

注意力や問題解決能力にも低下

二〇〇六年、エジプトでの疫学調査も発表されました。アブデル‐ラッソウル博士らは、第一世代携帯電話基地局が屋上に建ったビルの下で働く三七人と、その向かい側にある約一〇m離れたビルで働く四八人（計八五人、被曝グループ）の体調不良を調べ、約二km離れた被曝していないビルで働く八〇人の状態と比較しました。また、視覚運動速度や問題解決力、注意力、記憶力を調べる検査も同時に行いました。この研究の目的は、携帯電話基地局からの電磁波による健康影響を調べることでしたが、被験者には研究目的を最後まで知らせませんでした。

平均的な被曝時間は、基地局のあるビルで八時間、向かい側のビルでは一五時間でした。エジプトの許容被曝基準値は、継続して被曝する場合八μW／cm²ですが、二〇〇〇年にエジプト国立電話通信研究所が行った測定では、基地局からの被曝量は基準値以下だったそうです。

二つのビルの被曝したグループは、被曝していないグループよりも、頭痛や記

エジプトでの疫学調査の結果

症状	被曝グループ	対象群	増加率(OR)	95%信頼区間
頭痛	20人(23.5%)	8人(10.5%)	2.77倍	1.06-7.4
記憶変化	24人(28.2%)	4人 (5.0%)	7.48倍	2.29-26.98
めまい	16人(18.8%)	4人 (5.0%)	4.41倍	1.29-16.46
うつ症状	18人(21.7%)	7人 (8.8%)	2.8倍	1.02-7.94
睡眠障害	20人(23.5%)	8人(10.0%)	2.77倍	1.06-7.4
いらいら	23人(27.1%)	16人(20.0%)	1.48倍	0.68-3.27
集中不足	14人(16.5%)	8人(10.0%)	1.77倍	0.65-4.97

憶変化、ふるえ、めまい、うつ症状、睡眠障害を訴える率が、明らかに高くなりました（前頁下表）。

被曝したグループは、注意力と短期間の聴覚記憶力テストの成績が低く、基地局の向かい側の人たちは、真下の人たちよりも問題解決力の成績が低くなりました。ただし、被曝した人たちは、視覚運動速度と注意力のテストで、被曝していない人たちよりも成績が良い面もありました。

なお、睡眠障害を訴える人の内訳を見ると、基地局の下では一〇・八％でしたが、向かい側のビルにいる人は約二・九倍多い三一・三％でした。「コンクリートの屋根は、アンテナからの電磁波を五〜三〇％減らすので、真下よりも向かい側のビルで被曝量が増えた」と考えられています。

住居だけでなく職場での被曝でも、体調不良や問題解決力の低下などの問題が起きることがわかります。アブデル-ラッソウル博士らは「携帯電話基地局からの電磁波の一般被曝基準のガイドラインを改訂することと、基地局周辺での定期的な評価と生物学的影響の早期発見」を薦めています。日本は、エジプトよりも被曝基準値が高く（九〇〇MHzで六〇〇μW／㎠、一・八MHzで一〇〇〇μW／㎠）設定されていますが、早急に基準値の引き下げを検討するべきです。

ドイツのバルドマン-セルザム医師らの調査では、〇・〇〇一μW／㎠でも、睡眠障害、疲労、集中力欠如、うつ傾向、耳鳴りなどの症状が増えることがわかっています。この数値は、日本の基準値の九〇万分の一という非常に低い値です。

二〇〇六年四月、オーストリアで、都市部と郊外の携帯電話基地局周辺の住民計三六五人を対象に行われた調査結果が発表されました。この研究を行ったウィーン医科大学のハッター博士らによると、〇・〇五μW／㎠以上被曝していたグループは、被曝量が〇・〇一μW／㎠以下のグループよりも、頭痛が三・〇六倍、手足の冷えが二・五七倍、集中困難が二・五五倍高くなりました。

このような健康調査を発表すると、携帯電話電磁波の影響に否定的な研究者は「症状は、住民が携帯電話のリスクを不安に感じていたからで、原因は電磁波ではなく精神的な影響だ」と否定することが度々あります。

しかし、このオーストリアの調査では、過去に基地局の反対運動があった地域は調査対象から除外されています。さらに、被験者は研究の焦点が携帯電話基地局にあることを知らされず、都市部では六五％、郊外では六一％の人が「基地局について全く心配していない」と答えています。

発がん率が高くなる？

睡眠障害などの体調不良のほかに、発がん率と携帯電話基地局の関係も調査されています。

イスラエルのネタンヤ市では、基地局周辺に三〜七年間住む六二二人の住民を対象に、疫学調査が行われました。この地域では、九七年七月から九八年六月にがんと診断された人が八人おり、そのうち七人が女性でした。発症したがんは六種類

イスラエル、ネタンヤ市の調査で確認されたがん

名前	性別	年齢（歳）	喫煙	がん	電力密度
ヘムダ	女性	52	無	卵巣がん	0.3μW/㎠
エドナ	女性	42	無	乳がん	0.4μW/㎠
ダニア	女性	54	無	乳がん	0.5μW/㎠
ネリ	女性	67	有	乳がん	0.4μW/㎠
ガリト	女性	24	無	ホジキン病	0.5μW/㎠
ミリアム	女性	61	無	肺がん	0.3μW/㎠
マサル	女性	37	無	類骨骨腫	0.4μW/㎠
マックス	男性	78	無	副腎腫	0.3μW/㎠

で、卵巣がん一人、乳がん三人、ホジキン病（悪性腫瘍の一種）一人、類骨骨腫《るいこつこつしゅ》（骨の腫瘍）一人、副腎腫一人でした。市全体の発がん率を一・〇とすると、この地域の女性の発がん率は一〇・五倍でした。

この地域には工場もなく、大気汚染もありません。この結果は、基地局の近くであらゆる種類の発がん率が増加する可能性を示しています。

ドイツのナイラ市で医師のグループが、一九九四〜二〇〇四年までに病院にかかった一〇〇〇人分の病歴を分析したところ、基地局から四〇〇m以内に住む人は、離れた場所に住む人より発がんリスクが三倍高く、がんを発症する時期も八年早くなるという結果がでました。

ほんの数年前まで、電磁波の影響は白でも黒でもないグレーだと言われていたが、今や、限りなく黒に近いグレーになってきたように見えます。

増え続ける電磁波に対応を

日本は、水俣病や薬害エイズなどさまざまな公害や薬害を経験してきましたが、その根底には「絶対に危険だとわかるまでは、リスクが指摘されていても利用を続ける」という行政の姿勢がありました。残念ながら、その姿勢は現在も続いています。

契約している携帯電話会社を変えても、同じ電話番号を利用できる「番号持ち運び（ポータビリティ）制度」の開始によって、顧客獲得の競争が激しくなり、サービスエリアを拡大しようとして携帯電話の基地局は急増しました。

ドコモは〇六年度だけで第三世代携帯電話「ＦＯＭＡ」基地局を一・五倍の四万四二〇〇局に増やし、ソフトバンクモバイルも、ＦＯＭＡを超える基地局増加を目指しています。

さらに、職場や家庭での無線ＬＡＮ導入や、地上デジタル放送の開始など、電磁波被曝量は増え続けています。このまま電磁波問題を放置すれば、アスベスト問題以上の深刻な被害を生むことになりかねません。

過剰な便利さを追い求めるのではなく、安全性が確認されるまで使用を控える賢さを、過去の公害の経験から学ぶことはできないのでしょうか。そのためにも、疫学調査を行い、基地局周辺の健康被害の状況を明らかにするべきです。

Q19 電磁波の増加は、自閉症の増加にも関係があるのですか？

自閉症の発症率は、過去一〇年間で世界的に急増しています。急増する背景に、電磁波の影響を指摘する研究が発表されました。

自閉症が増えている

自閉症とは発達障害の一つで、三歳頃までに発症する事が多いとされています。他の人と目を合わせない、表情が乏しい、言葉の遅れ、こだわりが強く、物の配置の変更など生活パターンの変化を極端に嫌がる、他の人とコミュニケーションを取るのが苦手などの傾向があり、男性の発症率は女性よりも四倍高いと言われています。

自閉症の発症率は、一九七〇年代末から世界的に増え始めました。当時、アメリカでの発症者は約一万人に一人の割合でしたが、二〇〇二年には一五〇人に一人、二〇〇七年現在では一〇〇人に一人が発症しており、とくに過去一〇年間で劇的に増えています。

臨床栄養士で重金属排出の専門家であるタマラ・マリエさんは、アメリカのテネシー州で、五〇〇人を超える自閉症の子どもたちの治療に関わって来ました。彼

アメリカの学校の自閉症患者数（6〜21歳）

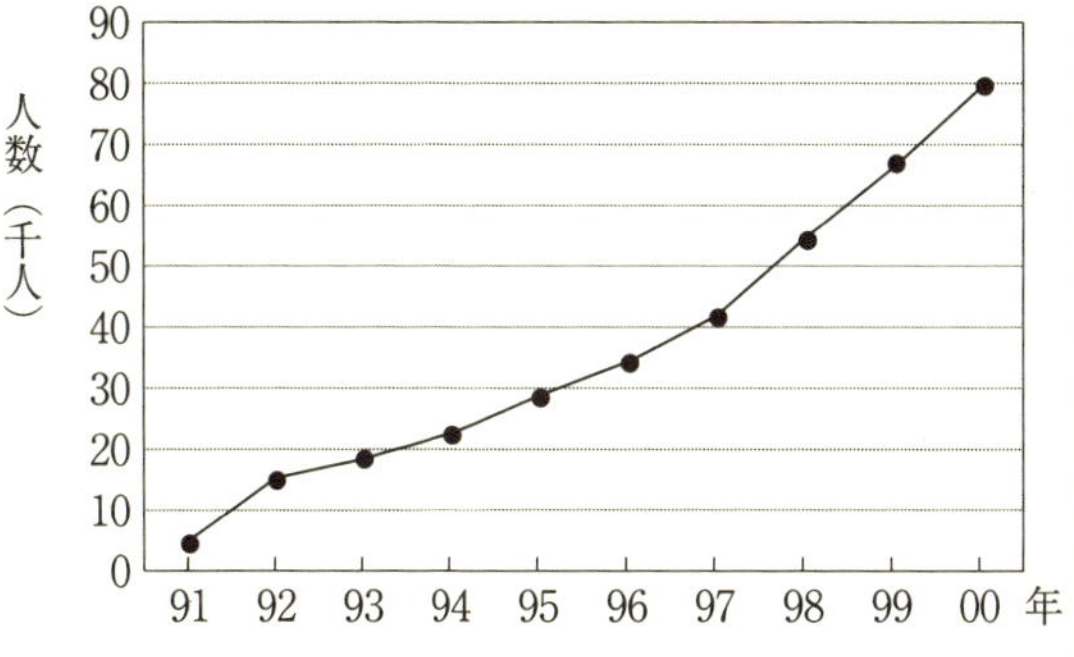

（出典：US Individual With Disabilities Education Act data）

女は、携帯電話の健康影響に関する研究で世界的に有名なジョージ・カーロ博士とともに、自閉症の子どもを電磁波のない環境で治療し、その結果を二〇〇七年八月に発表しました。

自閉症の治療の一つに、体内から重金属を除去する処置があります。マリエさんとカーロ博士は、電磁波のない環境で排出処置を行うと、除去率が高く、症状の改善に役立つ事を発見しました。

重金属の影響

自閉症の原因は完全にわかっていませんが、中枢神経の機能障害が一因だと考えられています。体内に蓄積した重金属を排出できないと、神経学的な適応性が阻害されるので、治療法の一つとして重金属の除去が行われています。

私たちは、食品や農薬、塗料などを通じて、体内にさまざまな重金属を蓄積しています。たとえば、日本人は水銀とヒ素の蓄積が多いのですが、水銀はマグロなど大型の魚介類を好んで食べるのが原因といわれています。ヒ素は殺虫剤や除草剤に含まれています。殺虫剤を使用すれば体内に取り入れることになりますし、残留農薬として食品を通じて摂取することもあります。また、母体に重金属が蓄積していれば、胎児に重金属が移行し、世代を超えた汚染が起きると考えられています。

重金属の蓄積が多かったり、生命活動の維持に必要な必須ミネラルが不足していると、アトピー性皮膚炎やアレルギー性鼻炎、食物アレルギーなどのアレルギー

必須ミネラル

カルシウム、マグネシウム、亜鉛など、免疫機能や神経伝達、筋肉の動き、酵素の産生などに関わる大切な働きをするミネラルです。

フリーラジカル

フリーラジカルは、電子が不足した不安定な原子や分子のことで、隣の分子から電子を奪います。このような作用を「酸化」といい、フリーラジカルは細胞膜を酸化させ、老化を早めたり、遺伝子を傷つける原因になります。電磁波や化学物質、重金属にさらされると、フリーラジカルが増えます。

症状の増加につながるほか、胃腸障害や貧血、うつ症状などさまざまな病気につながります。

電磁波に被爆すると、細胞膜が固くなって、重金属や老廃物、必須ミネラルを出し入れするチャンネル（出入口）を閉じてしまうため、細胞内のエネルギーが不足するほか、老廃物が増えてフリーラジカルが大量に発生すると考えられています。フリーラジカルの増加は、DNAの損傷につながり、DNAが傷つくと遺伝子の異常が増え、やがて、がんなどの病気につながると考えられています。

携帯電話や無線機器の増加によって、私たちの被曝量は増えています。そのため、細胞から重金属が排出されない状態が長期間続いている可能性があります。重金属の出口が閉じていれば、排出処置をしても重金属が排出されるのは困難です。そこで、カーロ博士らは、電磁波のない環境で解毒処置をし、自閉症の子どもの症状変化、排出された重金属の量を観察しました。

重症の子どもの症状が改善

三歳の時に自閉症と診断されたある男の子は、七年間も解毒処置を受けていましたが、金属はあまり除去できず、症状も改善していませんでした。九歳の時にマリエさんのクリニックに来ましたが、「イエ

9歳の男の子の排出データ
（電磁波のない環境で、2回目の3カ月コースの処置）

重金属	Be	Al	As	Sb	Hg	Pb	U
分子量	9.0	26.9	74.9	121.8	200.6	207.2	238.0
尿（μg/g）							
基準	0.0	25.0	**190.0**	0.10	**4.80**	**0.70**	0.0
20回目	0.0	17.0	**410.0**	0.30	**3.70**	**0.90**	0.0
40回目	0.0	120.0	**830.0****	0.00	2.00	**2.60****	0.0
頭髪（μg/g）							
基準	0.0	**5.9**	**0.10**	**0.11**	**3.00**	**0.62**	**0.003**
20回目	0.0	**76.4**	**0.89**	**0.82**	**7.34**	**4.10**	**0.467**
便（mg/kg）							
基準	0.048		**3.54**	**0.102**	**0.044**	0.92	0.094
20回目	0.017		**0.61**	**0.126**	**0.116**	0.46	0.067
40回目	0.019		**0.45****	**0.298**	**0.222****	0.80	0.266

*太字は一致傾向を示す
** 有意な傾向（$p<0.05$）

ス」と「ノー」しか言うことが出来ず、不安感が非常に強い、屋内から屋外へ移動する時は頭を抱えて目を閉じる、食器で繰り返し音を立てる、食事中に他の人の顔をじっと見る、特定の食品を食べた後で無意識に腕を動かしコントロールできなくなる、などの症状があるほか、電磁波にも反応していました。

二〇〇五年に、クリニックと自宅から無線通信機器を取り除いたり、電気製品や配線からの電磁波漏洩を抑え、電磁波のない環境を作って、重金属の排出処置を行うことにしました。

重金属の排出は、約三カ月かけて週に二～三回、一回四時間の処置を四〇回行います。

この男の子は、三カ月の排出コース（全四〇回）を二回受けています。金属の排出は処置を開始した当初から始まりましたが、症状は三五回目の処置まで重いままでした。二回目の排出コースの間、金属は大幅に除去され続け、症状も治まってきました（表参照）。

頭髪と尿、便を採取して重金属排出量を調べると、時間がたつとともに、重金属の排出量は増え、ヒ素、水銀、アルミニウム、鉛、ウラニウム、アンチモンなどが排出されていました。排出される際は、分子が小さい金属が最初に排出され、しだいに分子の大きい金属が排出される傾向がありました。

この男の子は、話すことができるようになり、「頭から騒音が消えた」と伝えたそうです。衛星ラジオと蛍光灯、ハロゲンライト（臭素、塩素などのガスを入れた電

重金属	影響
ベリリウム	DNA合成に必要な酵素活動を阻害
アルミニウム	脳に蓄積すると、アルツハイマー病の原因に
ヒ素	重要な酵素の活動を阻害
アンチモン	急性中毒で、嘔吐、下痢、脱水症状など
水銀	脳、神経系統、筋肉に影響
鉛	脳神経に影響を与え、記憶障害などにつながる
ウラニウム	放射性物質。DNAを傷つけ、細胞死や突然変異を起こす
銅	必須ミネラルでもあるが、過剰だと不眠などの原因に
スズ	急性中毒で、下痢、腹痛、嘔吐など

球）には悩まされていますが、コンピューターやDVD、無線機器への反応は近い将来、無くなる見込みです。

自閉症は肝臓や腎臓の機能が低いという傾向もあり、クリニックに通う他の子どもたちを肝臓の機能が低いグループ（一三人）と腎臓の機能が低いグループ（一二人）にわけ、電磁波のない環境で重金属の排出を行いました。腎臓の弱い患者群からは、ベリリウム（Be）、アルミニウム（Al）、ヒ素（As）、アンチモン（Sb）、水銀（Hg）、鉛（Pb）、ウラニウム（U）が検出され、肝臓の弱い患者群からは、これらの重金属のほかに銅（Cu）とスズ（Sn）も排出されていることがわかりました。

これらの結果から、電磁波のない環境は水銀を含む重金属除去を促進することがわかりました。また、重金属の除去と症状改善の間には、関連性があることも明らかになりました。

カーロ博士は、『サンデー・エクスプレス』紙（二〇〇七年九月一八日付）の取材を受けて、「私たちは、前例のない環境中の被曝レベルを作り出した。これは、細胞に根本的な混乱を引き起こす」と警告しています。

Q20 携帯電話基地局の反対運動は、海外でも起きているのですか?

イギリスでは、基地局が撤去された地域もあります。この反対運動をしていた住民は、電磁波の問題を扱う政府の委員会に参加しています。

がんの多発地帯

イギリスでは〇七年四月現在で、携帯電話基地局が約四万七〇〇〇局あるといわれています。イギリスの『サンデータイムス』紙(二〇〇七年四月二二日付)は、「基地局から半径約三六〇m以内で、がんや脳出血、高血圧の発症率が高い」ことを示す研究が発表され、基地局周辺のがん多発地帯が、イギリス全土で七カ所確認されたと伝えています。

同紙によると、ウォーリックシャー州では、一つの通りの周辺で三一人ががんになり、高さ約二七mの基地局が見える特殊学校の職員三〇人のうち四分の一は、二〇〇〇年以降、腫瘍を発症し、他の四分の一は深刻な健康障害に苦しんでいます。この地域でも反対運動が起き、住民の要請で説明会が開かれた後、基地局は携帯電話会社によって撤去されました。

この研究を行ったジョン・ウォーカー博士は、基地局のアンテナから照射される電磁波と地域の人々に発見された病気の間には、潜在的な結びつきがあることを確信している、と述べています。

基地局が建ってからがんが多発

電磁波の健康影響を指摘する研究が次々と発表される中、イギリス各地で基地局の反対運動が起きています。ウェスト・ミッドランド州のウィショウ村でも、一九九四年に携帯電話基地局が建ってから、住民の間で健康被害が発生し、反対運動が起きていました。

携帯電話基地局から約一〇〇m離れた家に住んでいたエイリーン・オコナーさんは、当初、基地局が建ったことを気にしていませんでした。電磁波の健康影響について何も知らなかったからです。

しかし、数年後に今までに経験したことのない継続する頭痛や全身の発疹、不眠に悩まされるようになり、息子は鼻血を出し、娘は悪夢にうなされるようになりました。そして、基地局ができてから七年後の二〇〇一年、オコナーさんが三八歳の時に乳がんと診断されました。オコナーさんの家系に乳がんになった人はおらず、健康的な生活を送ってきたので、とてもショックだったそうです。

オコナーさんは、白血球を増やすための注射をしていましたが、住んでいる地域を離れると、白血球数が急増することが何度かありました。「自分のがんは、環境に原因があるのではないか」と考えたオコナーさんは、近所の人の健康状態を友

オコナーさんの団体

ＳＣＲＡＭの活動はwww.scram.uk.comで紹介されています。

ＲＲＴの正式な名称は、EM-Radiation Research Trust（www.radiationresearch.org/）です。ＲＲＴでは、最近発表された論文や、報道記事などを紹介しています。

人と調べてみることにしました。すると、基地局から半径五〇〇m以内に一八軒しかない小さな村なのに、基地局建設後、七七％の人が健康問題を抱えていました。

携帯電話基地局が建った時、何人かが電気ショックの様な感覚を受け、不眠や鼻血に悩まされるようになっていました。五人の女性が乳がんになり、前立腺がん、膀胱がん、肺がんが各一人、子宮頸部の細胞が前がん状態と診断された人が三人、ひどい皮膚発疹が三人、電磁波過敏症の人が二人いました。五一歳で運動ニューロン疾患になった男性は、背骨から大きな腫瘍を除去していました。また、白血球に問題のある馬もいて、獣医から治療を受けていました。

オコナーさんは、「基地局に反対するサットン・コールドフィールドの住民（SCRAM）」という団体を立ち上げ、携帯電話基地局から発生する電磁波の健康影響について情報を集め、基地局の撤去を求めて活動を開始しました。マスコミや議員にも積極的に働きかけ、ウィショウの問題は、BBCのニュース番組や新聞などで度々報道されるようになりました。

オコナーさんたちは、携帯電話会社と交渉を進める一方、被曝量を減らすために、高周波電磁波のシールドクロスで家中のベッドの周りを覆い、窓ガラスを金属の薄い膜を貼った複層ガラスに入れ替えました。オコナーさんの家では、これらの電磁波対策に一万三〇〇〇ポンド（約三〇三万円）かかったそうです。

ところが、二〇〇三年一一月三日、この基地局は何者かによって突然倒されました。オコナーさんたち地元住民が気づいた時には、基礎から外されて敷地に横た

運動ニューロン疾患
運動神経系の病気で、筋萎縮性側索硬化症、進行性筋萎縮症などが含まれます。

金属膜を貼った複層ガラス
金属膜が屋外から侵入する高周波電磁波を反射し、被曝量を減らします。暖房器具から発生した遠赤外線を金属膜に反射させ、屋内の熱を外に逃がさない効果もあります。また、紫外線の侵入も防ぐので、夏場の温度上昇を防ぐこともできます。省エネ住宅が推奨される中、日本でも利用する住宅が増えています。国内では「Low-Eガラス」などの名称で販売されています。

えられていたそうです。オコナーさんたちは、基地局を力づくで倒す方法には反対しており、誰がやったのか今でもわからないそうです。携帯電話会社が基地局を再建しないよう、住民は二四時間態勢で監視を続けました。一方、弁護士である住民は、法的な要件を調べました。基地局設置場所に隣接して地域住民が所有する土地があり、再建するために重機を入れるには、この住民の許可が必要なことがわかりました。また、この近隣住民との間に、アンテナは二機しか設置しないという契約があったのに、実際には一〇基のアンテナが設置されていました。この住民は、重機の進入を許可せず、二機以上のアンテナ設置を認めないと地権者に通告しました。携帯電話会社は、周辺で土地を探しましたが見つからず、一八カ月後、地権者はつ

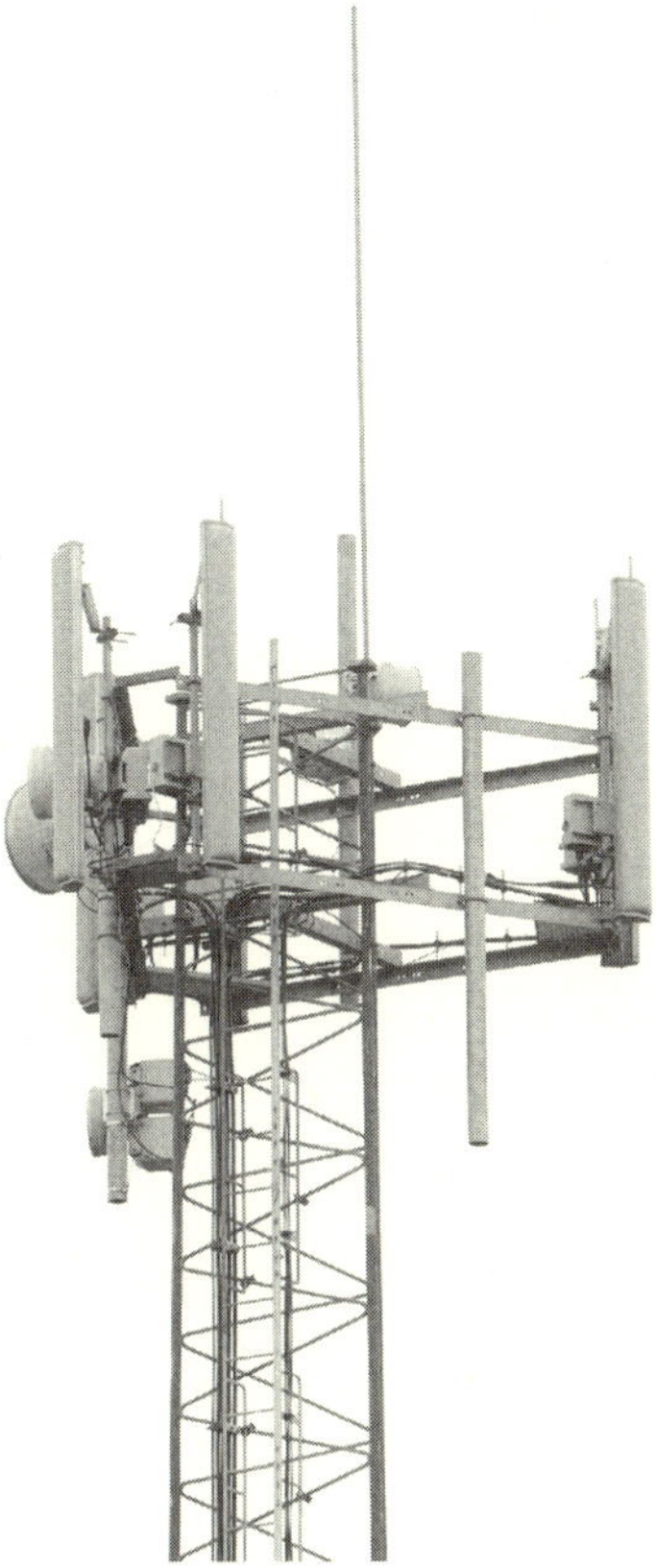

ウィショウに建ったT-モバイル社の携帯電話基

photo by Paul O'Connor

乳がん患者が一〇%増加

『デイリーメール』紙(二〇〇六年九月三〇日付)によると、イギリスでは二〇〇四年に乳がんと診断された女性は三万七〇〇〇人で、前年度より一〇%増えていました。

日本でも乳がんは増加しており、日本対がん協会ホームページによると〇六年は一万一一七五人が亡くなりました。一般的には、食生活やライフスタイルの変化が原因と考えられていますが、被曝量の増加も一因ではないでしょうか。増加する背景に電磁波の影響がないか、調査する必要があります。

いに再建をあきらめ、ウィショウの住民は基地局問題から解放されました。

基地局が倒された後、住民の睡眠状態は改善されて元気になり、頭痛やめまいなどの体調不良が減少しました。赤ちゃんが三人生まれ、スズメやシジュウカラ、キツツキなどの野鳥も戻って来ました。病気だった馬も元気になったそうです。

政府の委員会に参加

オコナーさんは、「電磁波リサーチ・トラスト（RRT）」という団体の設立メンバーでもあります。この団体は、電磁波の影響についてマスコミや一般の人にわかりやすく説明したり、イギリス政府やEUに研究への資金提供を求めたり、立証された科学的な証拠に基づいて政策や法律を変更するよう働きかけています。

オコナーさんは、「イギリス政府は、携帯電話事業者から、年に数十億ポンド（一〇億ポンドで約二三二八億円）を税収として得ている」「政府は、少なくとも五〇〇〇万ポンド（約一一六億四三五〇万円）を、ドイツやロシアの研究の翻訳、教育プログラム、医療キャンペーンや独立した研究者への研究資金として、緊急に支出するべきだ」と訴えています（『アイリッシュ・ポスト』紙二〇〇六年一一月四日付）。

オコナーさんは、現在、イギリス政府が発足させた電磁波問題の検討会のメンバーとしても活躍しています。二〇〇六年四月、イギリス健康保護庁のウィリアム・スチュワート卿は、「電磁場検討会（EMF-DG）」を発足させました。この検討会は一般の人々のための適切な予防アドバイスを提供するために開かれ、健康保

基地局の破壊

欧米では、携帯電話基地局を自分たちの手で倒す過激な反対運動を行う人たちもいます。ウィショウの基地局が倒されたのと同時期、北アイルランドでも少なくとも二つの基地局が倒されています。

検討会のあり方

日本の場合、政府の検討会は、御用学者や関連企業で占められ、市民団体が招かれることはありません。本来は、イギリスのようにあらゆる利害関係者の意見を聞いて調整していくべきです。

ウェストミンスター会議

二〇〇七年二月、RRTは携帯電話の生体影響に関する研究で有名なアメリカのカーロ博士を招き、ウェ

護庁、健康局など政府の機関や研究者をはじめ、携帯電話事業者の協会や、電磁波の問題に取り組む市民団体の代表も参加しています。

オコナーさんは、〇六年一〇月にロンドンで開かれた検討会で、ウィショウの健康被害や基地局周辺で起きている健康不安について発表しました。この検討会には、電磁波過敏症患者で活動家のアン・シルクさん、電磁波のリスクを啓発する本を執筆し、市民団体「パワー・ウォッチ」代表で科学者のアルサダール・フィリップスさんらもメンバーとして参加しています。

オコナーさんは、二〇〇五年に政治問題を扱うテレビ番組に出演し、携帯電話基地局の問題を提示しました。すると、視聴者からは、数千もの賛同が寄せられたそうです。日本では電磁波の問題がほとんど報道されない一方で、基地局周辺で体調不良を訴える人が増えていることをオコナーさんに伝えると、次のようなメセージをもらいました。

「日本の方に伝えたいのは、今、行動を起こしなさい、手遅れになるまで待ってはいけない、ということです。携帯電話や無線LAN、デジタル式コードレス電話、無線技術を使う前によく考え、使う価値があるかどうか自分自身に訊ねてください。友人や隣人、同僚を思い浮かべ、基地局周辺のがん多発地域に今住んでいる人や、電磁波過敏症で苦しんでいる人を想像してください。私たち全員のために、とりわけ子どもたちのために、経済的な豊かさよりも公衆衛生を重視するよう、政府に要求してください。健康な状態を保ち、技術の奴隷や被害者になってはいけません」

ストミンスターで会議を開きました。市民団体や議員、政府側の研究者も参加し、電磁波の危険性や、一五〇〇ものドイツやロシアの文献を翻訳して検討する必要性などが議論されました。

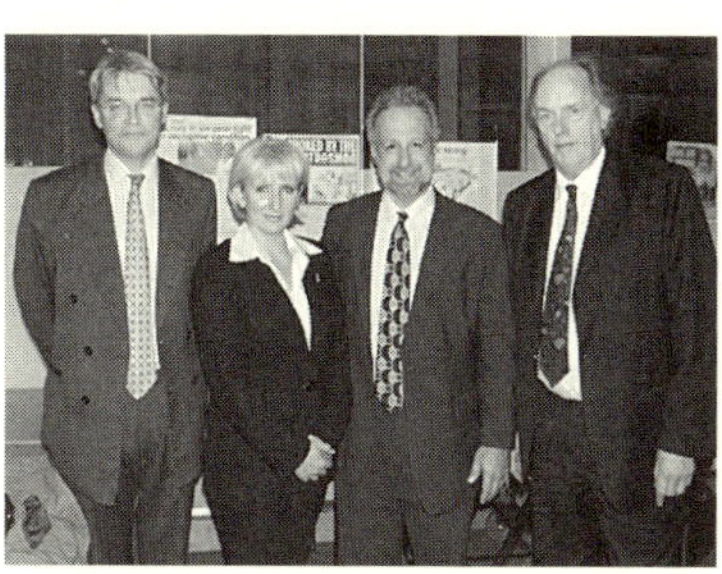

二〇〇七年二月、ウェストミンスター会議でのオコナーさん（左から二番目）。右隣は電磁波の生体影響に関する研究で有名なカーロ博士。

プロブレムQ&A

Ⅳ 国内で起きている健康被害と裁判

Q21 国内でも植物や住民に異変が起きている例はあるのでしょうか？

携帯電話基地局が建ってから、周辺住民が体調不良に悩まされたり、植物が枯れたり、奇形化するなどの異変が起きている地域はありますか？

栽培していた花が枯れる

国内でも、携帯電話基地局の周辺で植物に異変が起きています（一四六頁表1）。

二〇〇二年、福岡県久留米市三潴《みずま》の田園地帯に、NTTドコモが第三世代携帯電話の基地局を建設しました。この基地局が稼働してから、約三〇〇m離れた畑では、ビニールハウスで栽培していたスターチスという花に異変が起き始めたのです。送信が始まった翌月に植えたものは、葉が赤く変色したり、茎《くき》やガクが細くなるなどの異常が二割に発生しました。この農家は一〇年以上スターチスを栽培しており、葉が赤くなって萎縮するという異変は、これまでにも一、二株に出たことはあるそうです。しかし、これほど規模の大きな異変はこの年が初めてでした。翌年の作付けでは、六割に異常が起きて出荷できなくなり、被害額は数百万円に達しました。〇四年にとうとう作付けをあきらめ、ビニールハウスを取り壊しました。

別の地域に住む、この農家の知人も、同じようにビニールハウスでスターチスを栽培していましたが、約三〇〇m先に携帯電話基地局が建ってから、やはり枯れたり変色するなどの異変が起きているそうです。

基地局が建って住民と植物に異変

長野県伊那市では、二〇〇一年にボーダフォン（現ソフトバンクモバイル）の第二世代携帯電話基地局が建ってから、その周辺で樹木が枯れたり、不眠や耳鳴りなどの体調不良を訴える人が増えました。基地局から約二五〇mの地点に住むメグミさん（仮名、四三歳）の庭では、コスモス、ベルガモット、スイセン、シロツメクサ、アネモネなどさまざまな植物に異変が発生しました。異様に太くなった茎の先にいくつも花がつく帯化現象《たいかげんしょう》も見られ、異変を起こす植物は年を追うごとに種を超えて増え続けました（一四七頁表2）。

帯化現象が起こるのは、植物の茎の先端にある「成長点」の遺伝子が壊れるからだと考えられています。成長点には、茎の太さを調整する遺伝子がありますが、遺伝子の損傷で正常にコントロールできなくなり、茎が太くなります。遺伝子異常を起こす原因として、農薬や感染症、電磁波の影響が挙げられますが、この一帯は、無農薬で家庭菜園を作ったり花を育てている人が多く、中には六〇年前から化学農薬をほとんど使っていない家もあります。農薬などの化学物質によって、異変が起きているとは考えにくい状況です。

後でわかったのですが、〇三年八月からこの基地局は第三世代携帯電話のアン

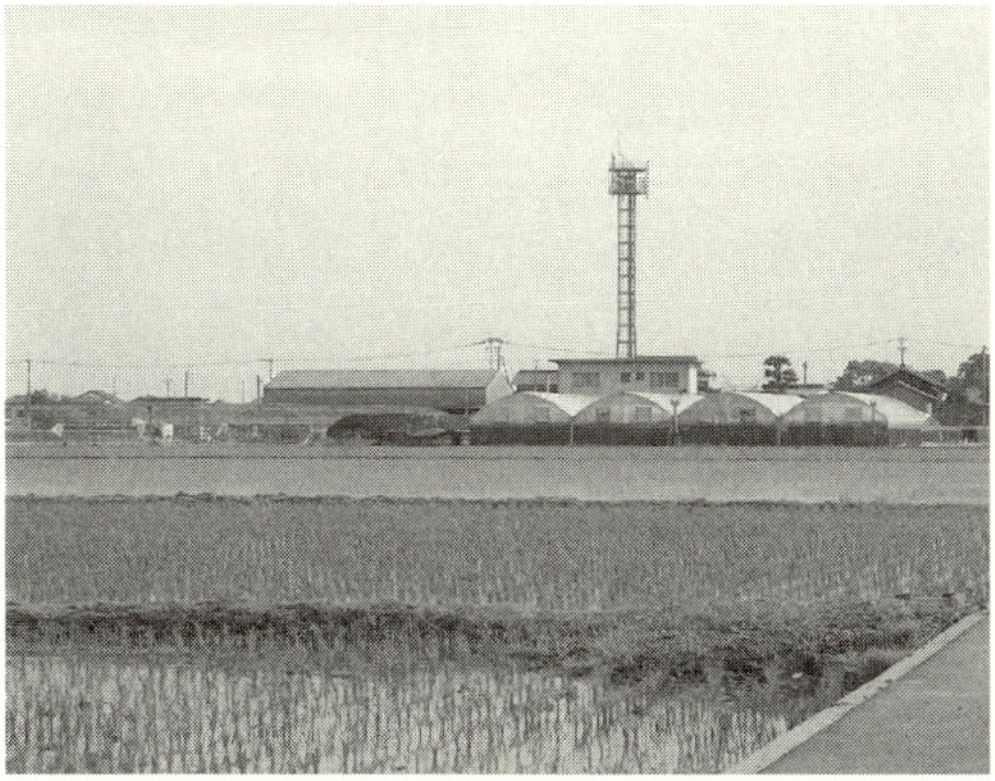

久留米市三潴のドコモ基地局

一帯は田園地帯で水田が広がっているのに、住宅が密集する場所に基地局が建ちました。住民は基地局の移転を求めて、提訴しています。

表1　携帯電話基地局周辺で起きた植物の異変

場所	植物への影響	人体への影響
北海道旭川市（2002年）	高さ2mのミネカエデの木が、基地局稼働後、2年間で2倍に生長。基地局から約20m。	心筋梗塞で入院したり、死亡する人が増加。基地局付近の犬数匹も心筋梗塞で死亡。
宮城県仙台市（2002年）	シソの茎が異常に太くなる帯化現象が発生。丸いはずのイチジクの実が、ひょうたん型になった。基地局から約150m。	頭痛、吐き気、耳鳴りなどに悩まされる人が増える。電磁波過敏症を発症した人や、がんで亡くなった人もいる。
長野県伊那市（2001年）	基地局から約300m以内で、キュウリの実の中央から葉が出るなど異変多数（表2参照）。	基地局から約250m離れた家の住民が、電磁波過敏症に。周辺では、視力低下や皮膚のかゆみを訴える人が増える。
長野県高遠町（2001年）	タンポポ、フキノトウなどに帯化現象が起きる。スイセンの花びらが縮れる。基地局から約250m。	基地局から約250m離れた家で、家族4人全員が電磁波過敏症になるが、電磁波の少ない場所に引っ越してから体調が改善。
福岡県久留米市（2002年）	栽培していたスターチスが大量に枯れるようになり、栽培を断念。	不眠、耳鳴り、倦怠感、視力の低下を訴える人もいる。
熊本県熊本市（1999年）	ヒマワリの花が奇形化、キク科植物の花の中心から花びらが出る、樹木が枯れる。	耳鳴り、鼻血を訴える人がいる。

※（　）内は基地局が建った年を示す。

メグミさんが行った
基地局周辺住民のアンケート結果

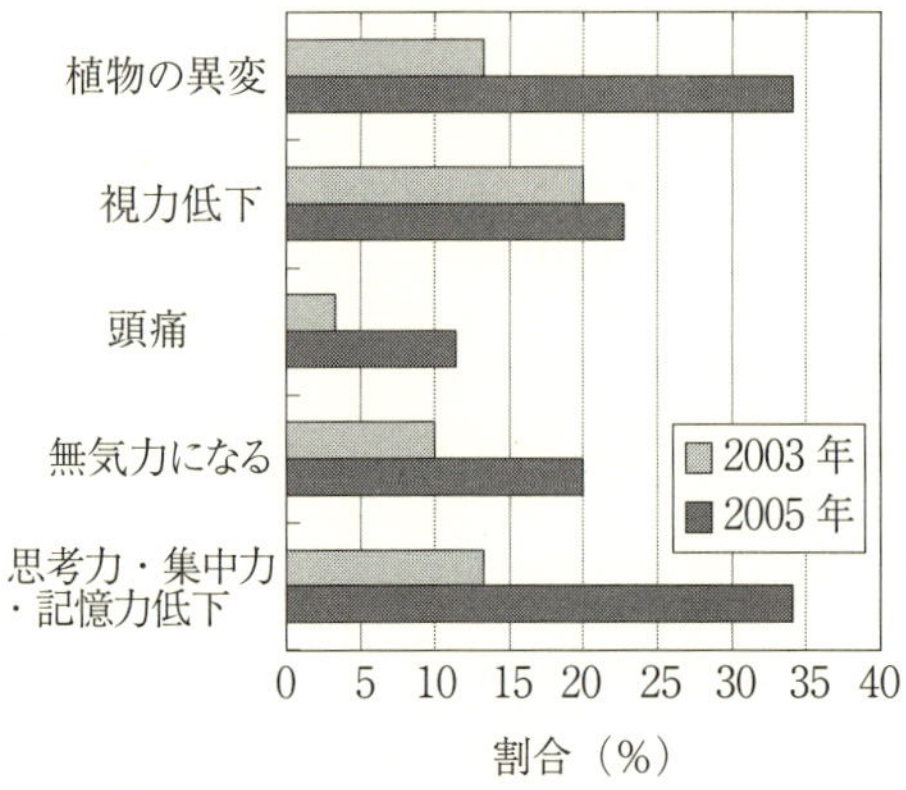

住民へのアンケートの結果

メグミさんは、基地局から八〇〜二五〇mの範囲にある住民に、アンケートを配布し、健康状態を調べました。〇三年は三〇人（一一軒）が、〇五年は三五人（一二軒）が調査に協力してくれました。〇五年の調査では、〇三年にはなかった「疲労感」を訴える人が二二・八%、「睡眠障害」が五・七%いました。

表2　メグミさん（仮名）の庭と周辺で発生した異変

01年	4月、ボーダフォン基地局が建つ。
02年春 夏	・メグミさんは、庭で帯化タンポポを庭で初めて見つける。 ・隣の家の畑で、実から葉が出たキュウリが発生（基地局から約180m）。
03年春 夏 秋	・ハリギリが春だけで95cmのびる。 ・ベルガモットの花の中心から茎が伸び、花が二段に咲く。 ・ユリ（カサブランカ）の花数が異常に増え、一本の茎に十数個の花が咲く。翌春、カサブランカの芽は出なかった。 ・イタヤカエデが一夏で1m以上のびる。 ・コスモスの管状花が花びら化するものが5～6本発生。 ・ハンノキ、ミズキが枯れる。
04年春 夏 秋	・一本の茎から花が二段に咲くシロツメクサが大量に発生。 ・シロツメクサの花から帯化した茎が伸び、さらに花が咲く。 ・昨秋、一重のニホンスイセンを植えたのに、9株中2株が八重に。 ・7年前に山から移植した一重のヤマブキが八重になる。 ・キキョウのおしべ、めしべ、ガクが花びらになる。翌春、芽が出なかった。 ・ハウチワカエデ、イチイ、アカマツが枯れる。
05年夏 秋	・ドクダミの花びらが変形。その側にあったシロツメクサは、花から茎が伸び、さらに花が咲く（基地局から200m）。 ・ズッキーニのヘタが取れて、種が飛び出す（基地局から約200m）。 ・20年以上農薬を使ったことのない隣家でヒマワリに異変。一本の茎の頭頂から2つ花が咲く（基地局から約300m）。 ・スイートコーンの葉が異常に長くなる（約1m）。基地局からの距離は約700m。 ・メグスリノキが初夏から枝先が枯れ始め、秋も紅葉しなかった。 ・ケヤキは、夏の終わりに枝先の葉が縮れた状態で枯れ、落葉しない。 ・花びらが多くて不規則なコスモスや、一本の茎の頭頂に二つの花が咲くコスモスが発生。

テナも増設していました。〇三年夏以降、植物の異変が増えているのは、第三世代携帯電話の影響かもしれません。「この頃から、体調不良を訴える人や、症状が極度に悪化したと訴える人が増えている」そうです。

第三世代携帯電話のアンテナだけだった頃、メグミさんは疲れやすく身体がしびれるような感覚がある程度だったのですが、第三世代設置以降は、「頭が締め付けられるような感覚や、うつ状態、不眠や視力低下、記憶力・思考力の低下、どうき」など様々な症状に悩まされました。周囲でも同様の体調不良を訴える人が増え、高周波電磁波を防ぐシールドクロスを設置する家庭も増えました。

メグミさんは〇三年一〇月と〇五年一月に、基地局から三〇〇m以内の住民にアンケート調査をしています。〇三年は、「周辺の植物に異変を感じる」と答えた人は一三・三%でしたが、〇五年には約三倍の四〇%に増えました。また、「思考力・集中力・記憶力の低下」を訴える人は、一三・三%から約二・六倍の三四・二%に増えています（一四六頁の図）。植物の異変と同時に、さまざまな体調不良も発生している点が気になります。なお、これらの症状は、海外の携帯電話基地局周辺で確認された症状と一致しています。

メグミさんたちは、〇五年七月にボーダフォンと話し合い、周辺で体調不良を訴える住民が増えていることや植物の異変について説明し、被害が減るようにアンテナの角度や出力を変えられないか、交渉しました。

その後、同社から明確な回答はありませんでしたが、〇六年以降、植物の異変

電磁波対策工事で症状が改善

建築士のメグミさんは、〇五年夏、携帯電話電磁波の侵入を防ぐため、自宅を工事しています。外壁にアルミ板を貼り、金属にたまった電磁場を逃がすため、アルミ板に銅線を接続して、長さ一mのアース棒につけてアースをとりました。アース棒は、家の北側の湿り気の多い場所に差し、その回りには、電気が逃げやすくなるよう炭を埋めています。窓は、全てLow-Eガラス（金属膜を貼ったペアガラス）に替えました。

これらの対策の効果は大きく、朝までぐっすりと眠れるようになり、どうきやめまい、視力低下などさまざまな症状も消えました。体調の悪い頃に比べると別人のようだ、と言われることがあるそうです。

は減少し、四年ぶりにツバメが戻って来て軒下に巣を一つかけ、ヒナをかえしました。基地局が建つ前は、ツバメは毎年やって来ていましたが、第三世代携帯電話のアンテナが増設されてから、作りかけの巣を放棄していなくなり、それ以降、姿を見せなくなっていました。ツバメは〇七年の春メグミさんの家の軒下二カ所で巣をかけましたが、ヒナはなかなか孵《かえ》らず、「途方に暮れたように巣の端に止まっている親鳥の姿を度々見かけた。ヒナはようやく孵化したものの、鳴き声がほとんど聞こえず、六月中旬、それぞれの巣の中で死んだヒナを一羽ずつ見つけた」とメグミさんは話しています。

ツバメの死因が電磁波と関係があるのかわかりませんが、影響を受けていた可能性はあります。それでも、ツバメが戻ってきたことと奇形植物が減る傾向にあることを考えると、「ボーダフォンは何も言ってこないが、この基地局の出力を下げるなど、何か対策を取ってくれたのかもしれない。もしも、配慮してくれたのならありがたいが、事業者のさじ加減でどうにでもなるということは、今後どうなるかわからないということ。住民と携帯電話会社の間に、情報公開や合意形成のルールが必要ではないか」とメグミさんは考えています。

なお、この件についてソフトバンクモバイルに問い合わせてみましたが、「基地局稼働後、設定等は特に何も変えていない」ということでした。

総務省は二〇一〇年までに、日本をユビキタス・ネットワーク社会にし、携帯電話が使えない地域をゼロにしようと計画しています。しかし、日本全土が、電磁

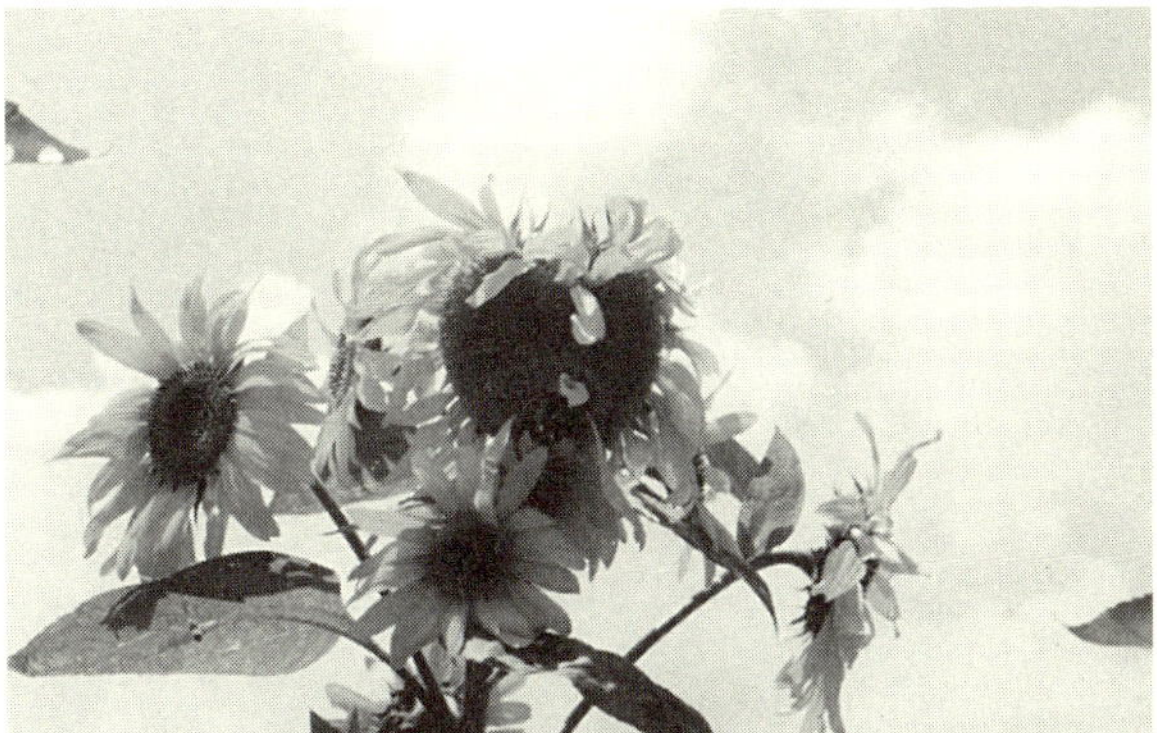

植物に起きた異変（伊那市）
一本の茎から複数の花が咲いたヒマワリ

波に覆われたら、人間だけでなく、野生の動植物や樹木、農産物にも大きな影響を与える可能性があるのではないでしょうか。被曝量がこれ以上増える前に疫学調査を実施し、現状を確認するべきです。

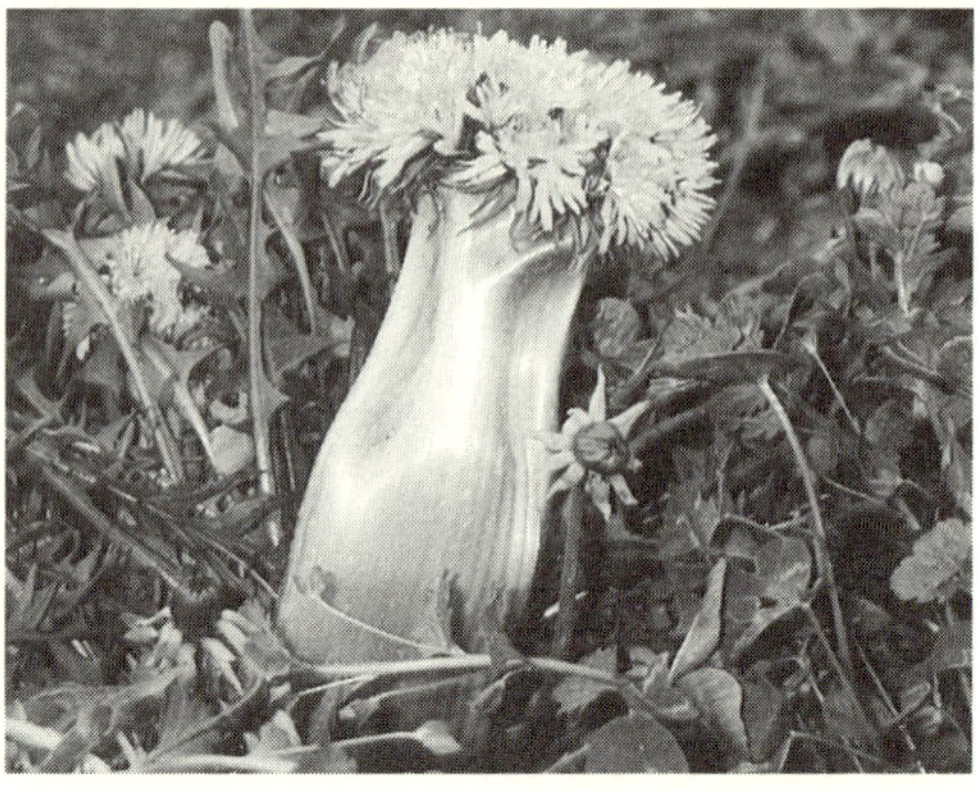

帯化したタンポポ

Q22 携帯電話基地局に関する裁判は、今までに何件起きているのですか?

基地局の反対運動から訴訟になったケースもいくつかあります。これまでにどのような裁判が起き、何について争っているのでしょうか?

訴訟や反対運動が起きる背景

携帯電話基地局を設置する際、事業者は、自治体の建築課に建築確認申請を出し、各地の総合通信局に無線局の免許申請を出さなくてはいけません。建築確認申請の許可が下りれば、着工できます。住民が計画を知るのは、着工直前に下請け業者が工事の挨拶に行って初めてわかるという場合が多く、反対運動が多発する原因にもなっています。

国内では、一九九〇年代後半から基地局の移転や撤去を求める訴訟が起き、現在は九件が進行中ですが、そのうち六件が九州で起きています。訴訟が起きている地域を取材した際、「自分たちはまだ良いが、子どもたちへ影響が出るのは我慢できない」という声を各地の住民から何度も聞きました。

一方、企業側の横暴ともいえる言動にたまりかねて、訴訟に至ったというケースもあります。一五三頁の表では、これまでに起きた一一件の裁判・調停を紹介していますが、そのうち七件の被告はＮＴＴドコモです。どのケースも住民の合意を得ないまま工事を強行しており、反対運動が起きています。

現在でも事前に十分な説明をしないまま着工するなど、住民の意向を無視した建設が後を絶ちません。事前説明会を開催させることすら大変で、署名を集めたり行政にかけあったりしなくてはいけない場合が多いのです。福岡市東区に基地局を建設する際に開かれた住民説明会では「今の土地は私どもの土地ですから、私どもがオーナーです」「工事は準備ができしだいやらせていただく」と、住民を完全に無視した発言をして、反発を買っています。

建設計画がわかると、住民側は、署名運動をして計画の見直しを事業者へ訴えたり、行政に問題を伝え指導や仲裁《ちゅうさい》をするよう求める場合が多いようです。この段階で計画が変更されれば良いのですが、説明会を一方的に打ち切られたり、自治体が住民との対話を続けるように要請しても工事を強行することもあります。その結果、工事差し止めの仮処分《かりしょぶん》を裁判所に申請したり、移転や撤去を求めて訴訟に至る例が多いようです。

仮処分申請とは、健康被害など、取り返しのつかない損害が発生する前に、公害施設の操業停止や建設工事の中止を求めることです。裁判は判決が出るまで何年もかかりますが、仮処分が認められれば、被害の発生を未然に防ぐことができます。ただし、仮処分申請中に建設工事を進めても違法ではないので、仮処分の判決が出る前に、完成してしまうこともあります。そのため、基地局完成後は、移転や撤去、

情報量の差

国内の電磁波に関する報道量は圧倒的に少なく、国民が充分に情報を得られる状況とはいえません。例えば、「電磁波過敏症」という言葉で、海外のメディアのホームページで検索すると、ＢＢＣやＴｉｍｅｓは五〇〇件近くヒットしますが、日本の主な新聞社やテレビ局はほとんどが〇件です。

それでも最近は、地方のテレビ局が電磁波を取り上げる機会が増えてきましたが（一五四頁下段）、キー局や大手新聞社では取材しても、報道できないケースもあります。

基地局を巡る主な裁判・調停

被告	原告・地域	概要
旧九州セルラー(現KDDI)	熊本県熊本市御領	1996年、地盤が弱い住宅地に建設を強行。住民が建設差し止めの仮処分申請をするが却下され、99年、基地局撤去を求め提訴。04年6月に敗訴するが控訴し、係争中。
旧九州セルラー(現KDDI)	熊本県熊本市沼山津	1996年、着工の連絡があった。地盤の弱い土地なので、住民が代替地を提案するが、拒否される。熊本地裁に工事差し止め仮処分申請をするが、却下。99年4月、工事中止を求め提訴。03年9月に敗訴し、04年7月に控訴。係争中。
NTTドコモ九州	福岡県久留米市三潴	1999年、着工直前に建設計画がわかる。住民は人家から離れた代替地を提案したが、ドコモは拒否し、工事現場で担当者と交渉していた住民を工事妨害で訴える。02年4月、工事差し止め仮処分申請をするが、6月に却下。翌日提訴し、福岡地裁で係争中。
NTTドコモ九州	熊本県熊本市楡木	2001年、熊本市楡木の小中学校のある住宅地で、建設を強行。02年7月、熊本地裁に提訴し、07年6月敗訴。ただちに、福岡高裁に控訴。
NTTドコモ九州	大分県別府市春木	2002年2月、建設地周辺に「明日、着工する」と連絡が来る。住民は署名を集め、別府市などに要望書を提出。ドコモは説明会3日後に着工し、同年4月に住民は建設・操業差し止め仮処分申請をするが、却下される。
NTTドコモ九州	福岡県福岡市東区	2004年5月、ドコモは建設計画を町内会長に説明。反対の声が上がるが、05年2月着工。福岡地裁に工事差し止め仮処分を申請。翌3月、基地局の完成により申請を取り下げた。
NTTドコモ九州	大分県別府市荘園	2004年8月、大分県別府市荘園で、住民説明会を1回で打ち切り建設を強行。病院、保育所、養護学校のある住宅地なので、住民が反対。ドコモは工事を強行し、05年2月、操業差し止めを求めて提訴。
NTTドコモ九州	鹿児島県霧島市	2004年12月、鹿児島県霧島市の分譲住宅地に、周辺住民や地権者に説明せずに建設。05年1月、工事差し止め仮処分を申請するが、基地局が完成したので却下される。05年7月、眺望権侵害、電磁波の問題、倒壊の危険を訴え提訴。
NTTドコモ関西	兵庫県川西市	2005年、住宅地に基地局を建設し、12月から操業。健康被害が多発し、07年4月、地権者との契約解除と慰謝料を求め調停申し立て。08年6月中旬頃までに撤去することが決定。
Rマンション管理組合	ソフトバンクモバイル	2005年12月、北海道札幌市のマンション屋上に基地局の建設工事開始。一度は管理組合で建設が承認されたが、その後、議決に問題があることがわかり、契約の白紙撤回を求めた。06年10月、ソフトバンクが工事妨害禁止を求め提訴。
ソフトバンクモバイル	Lマンション管理組合	2004年4月、北海道札幌市のマンション屋上に基地局建設後、周辺で体調不良を訴える人が多発し、撤去を求める反対運動が発生。マンション管理組合は、ソフトバンクが地域住民への説明責任を果たさなかったことなどを理由に撤去を求め、07年3月提訴。

操業停止を求めて提訴している例がほとんどです。

工事妨害で住民を訴えるドコモ

二〇〇七年七月一日、熊本地方裁判所で、熊本市楡木《にれのき》地区にあるＮＴＴドコモ九州の基地局撤去を求める裁判の判決が出ました。裁判所は、原告である住民の訴えを却下しましたが、住民はただちに控訴しています。

楡木の場合は、一九九九年一二月に基地局の建設計画がわかりました。予定地は、通称「どんぐり山」と呼ばれる里山で、地元の子どもたちにとっては、樹木が茂る自然が残された貴重な遊び場です。この一帯は、畑や水田が残る閑静な住宅地で、予定地から約二〇〇ｍ先には小学校や中学校、幼稚園があります。

熊本市は、一九九八年に、「携帯電話用通信鉄塔の建設に関する周辺説明扱い」を取り決め、基地局を建設する際は、事前に近隣住民の理解を得るよう説明を行うこと、住民がよく理解できるように建設計画の内容を資料として配布し説明すること、などを定めています。建築主は、住民に行った説明の内容、住民の意見や協議結果を報告書にまとめて、市へ提出しなくてはいけません。

ドコモは、この取り決めに従って、予定地周辺の住民に説明をしたようですが、「説明というより、着工の挨拶のようだった」と言う住民もいます。また、説明会を開くように求めた家が二軒あったのに、実施しませんでした。市には「事前の住民説明を行い、問題はなかった」と虚偽の報告をしています。市は、説明会が実際

放送日	放送局（放送地域）	タイトル
2006.5.17	北海道文化放送（北海道）	電磁波で異常？　携帯基地局でトラブルも
10.6	北海道テレビ（北海道）	検証　電磁波と健康被害
2007.2.9	札幌テレビ放送（北海道）	特集　電磁波と住まい
5.30	毎日放送（関西）	携帯基地ズサンな合意と不安に住民提訴へ
6.22	毎日放送（関西）	川西市議会、携帯電波塔の電磁波対策を講じることを全会一致で採択
12.19	TBS系列（全国）	携帯電話基地局、異例の撤去へ
12.21	毎日放送（関西）	日本の電磁波対策は十分!?　不十分!?

に開催されたかどうかや、住民の意向を確認しないまま、建築許可を出しました。

二〇〇〇年八月、住民は「携帯電話楡木中継鉄塔建設に反対する会」を結成し、熊本市に「鉄塔建設の中止を求める要望書」を提出しました。市や九州総合通信局へ陳情を重ねた結果、翌〇一年三月になって、ようやく住民説明会が開催されたのです。説明会はその後四回開催されましたが、電磁波の安全性について納得できる説明はなく紛糾しました。ドコモは「着工する」と一方的に宣言し、九月上旬から資材の搬入が始まりました。

〇一年一一月、工事が再開されたので、四〜五人の住民が公道に立ち、説明会の再開要求に対する回答を求めるプラカードを掲げて、工事現場へ向かうトラックに、「お願いします」と呼びかけていました。ドコモはこれらの住民の写真を撮り、工事妨害を行ったと訴えたのです。〇二年三月、熊本地裁は工事妨害禁止命令を住民に出し、ドコモは四月に着工しました。

住民は、同年七月に基地局の撤去と操業停止を求めて熊本地裁へ訴状を提出しました。その後、五年間にわたって裁判が続いてきましたが、二〇〇七年六月、住民の請求は棄却されてしまいました。

健康被害を訴える住民

楡木基地局から約一五〇mのところに住むヨウコさん（仮名、五六歳）は、〇三年一〇月頃から突然意識がなくなるという症状が現れるようになりました。〇五年

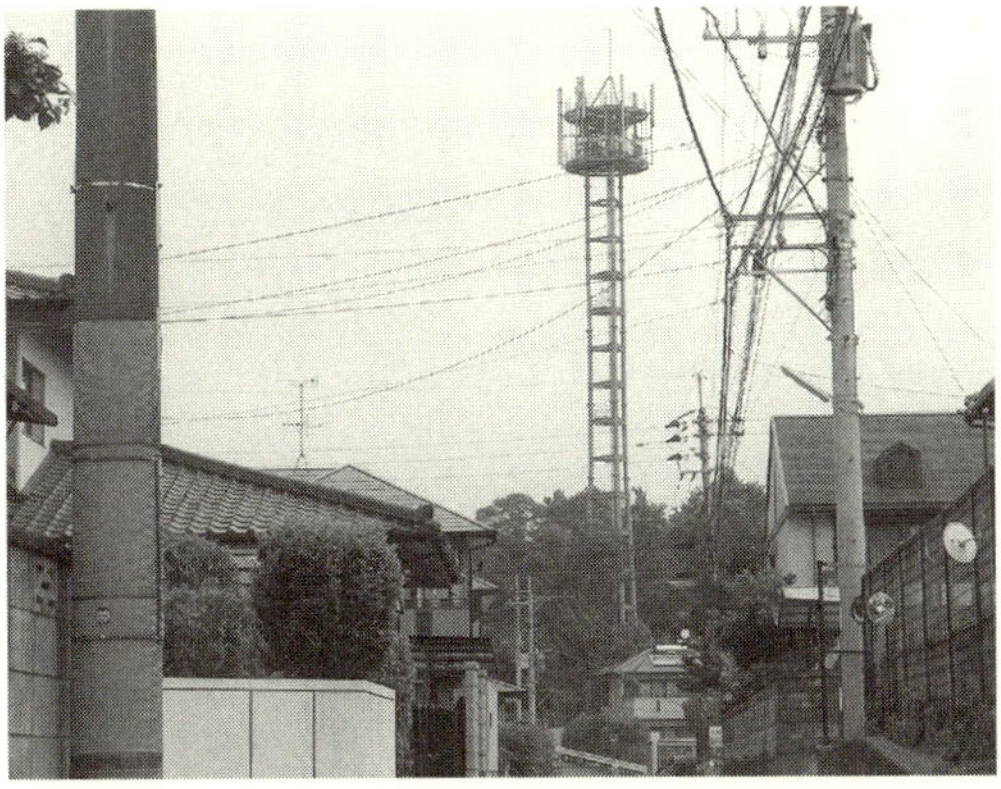
ドコモの楡木基地局

になると血圧が高くなり、秋頃からは不眠状態が続くようになりました。やがて、横になっていることが多くなり、翌〇六年には高血圧と診断され、降圧剤を飲むようになりました。同年九月、耳鳴りがひどくなって病院に行きましたが、「異常なし」と診断され、現在も症状が続いています。この地区には他にも、血圧が上昇している人や体調不要を訴えている人がいますが、更年期や仕事の疲れだろうと思っていて、電磁波との関係を考えている人はいないそうです。

ヨウコさんは、かつて冬場は電気カーペットを使っていましたが、毎冬、頭痛や息苦しさに悩まされてきました。しかし、基地局の反対運動が起き、電磁波について学ぶ中で、電気カーペットから発生する電磁波も有害なことを知りました。電気カーペットを使うのをやめると、長年苦しんで来た頭痛が少し軽くなり、息苦しさもとれたそうです。

その際、「電気カーペットに少しでも注意書きがあれば、長い間苦しまなくても良かったのではないか」と情報公開の大切さを痛感したそうです。「これからの社会は、住民と行政と企業が話し合って結論をだすべきだ。強引に建設するドコモのやり方は、住民に不安を植え付けているだけのように思える」とヨウコさんは訴えています。

裁判所の認識にも変化が

熊本地裁での裁判で、住民側は、フランスやスペインの基地局周辺で行われた

中継塔問題を考える九州ネットワーク

九州地方で起きている携帯電話基地局の問題を考える住民運動のネットワークで、二〇〇〇年に結成されました。

政府に対し、国民が納得する体制での調査研究の実施、安全性が確立されるまで予防的措置をとること、周辺住民への事前説明会の義務づけを訴えるほか、九州で進行している六件の裁判の模様を紹介する『裁判ニュース』を発行しています。

裁判は「企業に反省を求めるとともに、国に予防原則の適用など政策転換を求める重要な闘い」と考え、活動しています。

詳細は http://www.geocities.jp/qsyu_net/

疫学調査の結果や、携帯電話から発生する電磁波で超神経腫瘍やＤＮＡ損傷が増えると報告した研究論文、厚生労働省の補助金で行われた電磁波負荷試験の報告、基地局周辺で体調不良を訴える住民の例などを証拠として提出してきました。しかし熊本地裁は、「電磁波による健康被害のおそれを指摘する知見の信憑性を一概に否定し去ることはできない」としながらも、「現時点においては（中略）携帯電話基地局から放出される電磁波によって、健康被害が生じる具体的な危険があるとまでは認めがたい」と判断し、二〇〇七年六月、住民の請求を棄却しました。電磁波の危険性はある程度認められるが、操業を差し止める程の強い影響はない、と考えたようです。

住民側代理人の原啓章《はらけいしょう》弁護士は、裁判所の姿勢が変わってきていると感じています。「数年前は『電波防護指針値以下だから』と切り捨てられていたが、最近はリスクを完全に否定しないようになった。基地局裁判に関わる他の弁護士と情報交換をしながら、最新の研究結果を提示していけば、従来の判決を覆すことが十分に期待できる段階に入った」と原弁護士は言っています。

Q23 携帯電話基地局の稼働後、健康被害が起きている地域はありますか？

体調不良を訴える住民が増え、基地局の稼働停止をもとめて調停を申し立てている地域もあります。住民は、どのような対応をしているのでしょうか？

虚偽の報告で契約を結ぶドコモ関西

兵庫県川西市《かさい》には、NTTドコモ基地局が稼働してから、周辺住民の間で体調不良を訴える人が多数現れ、問題になっています。

二〇〇四年九月、NTTドコモ関西は、川西市にあるバス会社に、敷地の一画を借りて基地局を建てさせてほしい、と持ちかけました。これに対し、バス会社は、地域住民の了承と自治会の同意を得たら貸す、という条件をつけました。

自治会は、バス会社のあるA町西一丁目の一にある二三軒から了承を得るように伝えましたが、ドコモはわずか四軒から合意の署名を得ただけで、「おおむねの合意が取れた」と自治会に報告しました。自治会は建設の同意書を出し、この同意書を見たバス会社は、自治会の了承を得たと判断し、ドコモと土地の賃借契約を結びました。

しかし、後になってから、ドコモの子会社が説明に回った際、反対の意思をはっきりと伝えた人がいたことがわかりました。この住民が身体に影響は無いかと聞くと、『一切ないのでサインを下さい』と言われました。しかし、将来はさらに電磁波が強くなることを考えるとサインはできないと考え、「サインをしないと建たないのか」と聞くと、「サインをしなくても建ちますと言われた」そうです。

また、工事計画のチラシを二十数軒に投げ込んで、反対意見がなかったことを「了承した」と都合よく解釈していたことも明らかになりました。予定地からわずか五〇mのところに住む、基地局に最も近い住宅にも、チラシが投げ込まれただけで、説明に来ることはありませんでした。

ドコモは二〇〇五年二月に着工しましたが、同年三月二七日には、毎日新聞関西版の一面で、仙台市のドコモ基地局周辺で健康被害が発生していることが報道されました。ドコモ側のあまりにもずさんな意思確認が明らかになったこともあって、住民の間で不安が高まり、「基地局は危なくないのか、説明会を開いてほしい」という声が上がりましたが、説明会は開かれず、一二月から稼働《かどう》しています。

ドコモと初めて話し合うことができたのは、翌〇六年三月のことでした。ドコモは「総務省が定めた防護指針より遥《はる》かに低い。WHOの研究でも今のところ細胞に変化は起きていないが、完全に安全であるとはどこも言っていない。黒か白かは今のところ定かではない」と説明しました。

これに対し、住民は「総務省の防護指針は世界に比べて甘い」「白でも黒でもないところに住み続けるということは、私たちが人体実験をされているということ。

住宅地に高さ二〇mの基地局を建設

ドコモ関西がこの地域に建てた基地局の高さは二〇mです。この一帯はゆるやかな傾斜のある丘で、二階の窓の真正面に基地局のアンテナが見える家もあります。アンテナに近いほど、被曝量は増えます。このような地形の住宅密集地に、どうして、高さ二〇mしかない基地局を建てたのか疑問です。

頭鳴

耳鳴りの一種で、耳の中ではなく、頭の中心あたりで「ジーン」や「キーン」などの音が聞こえることを言います。この地域では、「頭の中で

グレーだというなら、近くに民家のないところに建てるべき」と健康影響を心配する声や、「風評被害によって土地の評価が下がる。資産的な被害はどうするのか」といった経済的なダメージを懸念する声も上がりました。

その後、三回話合いがもたれましたが、同年六月、ドコモは交渉を一方的に打ち切りました。

体調不良と電波の受信障害が多発

基地局が稼働してから、周辺では頭痛や耳鳴り、不眠などの体調不良を訴える人が現れるようになりました（一六一頁の表）。

トモミさん（四五歳、仮名）は、二〇〇六年四月から、身体が疲れているのに眠れない状態になりました。仕事を辞めて、家にいる時間が長くなると、かえって疲れや不眠がひどくなり、いらいらするようになりました。当時一五歳だった次女も「学校から家に帰って来ると、キーンと言う音が聞こえるようになり、それがずっと続いている」と言い、五月頃から腹痛や頭痛を訴えるようになりました。また、感情の起伏が激しくなり、突然、怒りだすこともありました。

周囲で体調不良が起きていることを知っていたトモミさんは、基地局からの電磁波が原因ではないかと思い、八月に家族旅行をしました。山間の古い家で四〜五日過ごしたのですが、トモミさんも次女も症状が起きなかったそうです。

しかし、家に戻ると、また症状が再発します。次女は学校にいるときも腹痛に

エンジンのような音がする」という訴えが多いようです。宮城県仙台市のドコモ基地局周辺でも、同じように「エンジンのような音が聞こえる」という人が複数いました。

ほとんどの場合、耳鳴りは難聴との合併症状であることが多いのですが、聴神経腫瘍の初発症状として現れることもあります。ちなみに、携帯電話機の電磁波で聴神経腫瘍の発症率が高くなるという研究報告もあります。

また、マイクロ波聴覚効果といって、無線周波数電磁波の強いパルスが、ザーザー、カチカチ、シューシュー、ポンポンなどという音として聞こえることがあります。普通の聴覚を持つ人は、二〇〇MHz〜六・五GHzまでの周波数のパルスを聞くことができた、とWHOはファクトシート二二六で説明しています。

川西市で起きた主な体調不良

年齢、性別	主な症状
Aさん（73歳、女性，基地局から約30m）	2006年1月、風呂で急に倒れ、救急車で病院へ運ばれる。原因は不明。同年3月、突然、立ちくらみがし、水も飲めず、嘔吐が続く。3月下旬に入院し検査を受けたが、異常は無く、4月上旬退院。毎日、肩から首にかけてが重い。
Cさん（46歳、女性、基地局から約50m）	06年8月以降、左耳の耳鳴りが続く。いつも、蚊がブンブンうなっているようで不快
Dさん（64歳、女性、基地局から約50m）	06年に入って急激に視力が低下。光を眩しく感じ、目の前に来ないと人の顔も判断できない。同年5月、白内障と診断される。基地局に面した2階の寝室では寝付きが悪く、1階で眠るようにしているが、慢性的な疲労感に悩まされている。
Eさん（66歳、女性、基地局から約50m）	基地局が稼働して半月経った頃、歩いている時に激しいどうき、息切れに襲われる。呼吸が苦しく動けない状態が続き、病院で検査を受けたが異常なしと言われる。06年9月、外出先で意識不明になり、病院へ搬送される。脳や心電図に異常はなく、一過性脳虚血発作と診断された。基地局が稼働するまでは元気だったが、稼働後、体調不良が続いている。家電製品やテレビのスイッチが、自動的に入ったり消えたりする異常が頻繁に起きるようになった。
Fさん（66歳、女性、基地局から約100m）	06年4月、吐き気に襲われ、病院で点滴中に嘔吐。血圧と血糖値が高くなっており、別な病院へ搬送され、入院。退院後、人の話が理解できないことが度々あった。その後、血糖値は正常になったが耳鳴りが続く。
Gさん（12歳、男児、基地局から170m）	05年12月末から、不眠、耳鳴りが続く。家から外に出たいと要求し、家へ帰りたくないと言う。家では食事もとれないが、外出先ではホッとした表情になり、食事もできる。高周波電磁波を防ぐシールドクロスを寝室の窓にかけると、半年以上、笑顔が消えていたのに、以前の柔らかい表情に戻った。この日以来、ぐっすり眠れるようになり、耳鳴りも日を追うごとに減った。
Hさん（40代、女性、Gさん母、基地局から約170m）	06年4月から、自宅にいると耳鳴りに悩まされるようになる。隣の家にいるときも耳鳴りがする。この頃から眠りが浅くなる。基地局に面した窓にシールドクロスをつけ、家電からの被曝も避けるようにした。耳鳴りは月に1度くらいに減り、不眠はほとんど解消されたが、空港など電磁波の多いところへ行くと頭痛で寝込む。

悩まされ、一一月頃には集中力がなく、横になっていることが多くなりました。トモミさんも、疲労感が強く朝起きられなくなり、あまりにも症状が重いときは、トモミさんの実家へ泊まりにいくこともあります。実家は線路が近く列車の音がうるさいのですが、自宅にいる時より熟睡できました。○七年四月から、蛍光灯の電磁波に反応して、頭痛がするようになり、居間や寝室、電気スタンドも全て蛍光灯から白熱灯に変え、不要なブレーカーはこまめに落とすようにしました。

トモミさんは「週末になると、皆が携帯電話を使うせいか、耳がキンキンするので、短時間でも外出し、なるべく家にいないようにしている」そうです。自宅は、本来なら家族の団らんの場であり、疲れを癒《いや》し、ゆったりとくつろげる場所のはずです。しかし、トモミさん以外にも、一六一頁の表で示したように、頭痛や耳鳴りを訴えて「家に帰りたくない」という小学生もいます。このような体調不良が、基地局稼働後に複数発生しているのは、明らかに異常ではないでしょうか。

電磁波の影響を懸念する住民の声を受けて、自治会は、二〇〇六年一二月に町内でアンケート調査を行いました。その結果、基地局に最も近い西一丁目では、アンケートに答えた一五七人のうち、四三人が体調不良を訴え、頭鳴《ずめい》（三七％）、頭痛（三五％）、耳鳴り（五一％）、不眠（三〇％）、うつや精神的な不安感（三七％）など、さまざまな症状に苦しんでいることがわかりました（下の表）。これらの症状は、携帯電話基地局周辺で行われた各国の疫学調査で報告されている症状に合致しています。

また、電波の受信障害も発生していることがわかりました。テレビの画面にノ

西一丁目で確認された症状（症状を訴えた住民は計43人）

症状	耳鳴り	頭鳴	頭痛	不眠	吐き気	食欲不振	めまい	うつ、不安感	心臓関係	その他
症状を訴えた人数	22	16	15	13	6	3	8	16	2	3
症状を訴えた人の割合（%）	51	37	35	30	14	7	19	37	5	7

調停

ここで言うのは、民事調停のこと。裁判官と調停委員が、当事者の言い分を聞き、法律に基づいた評価を加えて、合意形成を促します。訴訟に比べると手続きが簡単で、費用が安

イズが入ったり、ラジオやテレビのスイッチが入ったり消えたりする、特定のテレビ局の番組が受信しにくくなったなど、電波障害のある家は西一丁目では二七・四%ありました。

この地域はもともとテレビ放送の受信状況が悪く、半数近くの家庭がケーブルテレビを導入しています。ケーブルテレビは有線なので、地上波のように電波の受信障害は起きません。もしも大半の家庭が地上波を受信していたら、受信障害の割合はもっと高くなっていたかもしれません。

電話機が誤作動する、電話機の子機やテレビが壊れるなどの障害も発生しています。

基地局の稼働停止を訴え調停を申請

二〇〇七年一月、住民ら四〇人は、「電磁波公害をなくす会」を結成し、市議会に請願書を提出しました。携帯電話基地局の設置・改造に関する規制と管理運営に関する条例を制定すること、国に対して電磁波被曝の規制を強化することと、全国的な疫学調査を実施するよう市が要請すること、を求めています。

この請願は、六月二二日、市議会で、全会一致で採択されました。これを受けて市議会は、内閣府、総務省、厚生労働省、環境省、衆参両議院へ、意見書を提出し、電磁波の規制の強化と、公平かつ中立的な第三者機関による全国的な疫学調査を、早急に実施するよう要望しています。

いというメリットがあります。合意内容を記した調停証書は、確定判決と同等の効力があります。

電波障害

通信機器や電子機器から発生する高周波電磁波が、他の電子機器に影響を与え、誤作動などを引き起こすことをいいます。テレビや電話の受信状況が悪化するだけでなく、医療機器の誤作動の原因になることもあります。

最近の家電は、高機能化が求められた結果、マイクロコンピューターを内蔵したものが増え、低周波電磁波だけでなく、高周波電磁波も発生させています。家電から発生した電磁波がお互いに影響し合って、誤作動を起こすこともあります。

携帯電話基地局や無線LANの増加によって、電波障害のリスクはますます高まっています。

同年五月三十日、電磁波公害をなくす会は、問題となっているドコモ基地局の稼働停止と、地権者であるバス会社との契約解除、慰謝料を求めて、ドコモとバス会社を相手取り、大阪簡易裁判所に調停を申し立てました。

ドコモは、バス会社が提示した「地域住民の了承を得る」という条件を満たしていないのに、虚偽の説明をして契約を結んだので、この契約は無効で、バス会社は契約を解除するべき、と住民は訴えています。また、基地局が稼働してから健康被害が多発していることから、疫学的に見て法的な因果関係は認められているとして、人格権に基づいて稼働の停止を求め、健康被害に対する慰謝料を請求しています。

六月に開かれた一回目の調停では、バス会社が一刻も早い契約の解除を申し入れたことがわかりました。そして、九月の二回目の調停で、NTTがバス会社に「基地局を一年以内に廃止する」と通知したことが明らかにされました。住民側の弁護士である山崎浩一さんは、「年内には基地局の操業を停止したい。次回調停では、具体的な操業停止時期を決められるだろう」と述べています。

この調停では、健康被害の賠償も求めていますが、山崎さんは「ドコモは、『基地局からの電磁波で健康被害が起きないことを説明したい』と言っている。基地局の撤去を求める裁判は九州を中心に起きているが、健康被害と電磁波の因果関係を証明できなくて全て負けている。川西では電波が止まった後、健康状態が回復するかどうかも調べるられるので、良いサンプルがとれるだろう。電磁波の測定も行い、専門家が徹底的に調査し論文を発表するべきだ」と言っています。

人格権

憲法一三条で定められた「幸福追求権」に基づき、健康に暮らす権利やプライバシーの権利など、人格的な利益を享受できる権利を指します。民法に規定はありませんが、裁判所は人格権を認めています。

公害裁判などで環境権が主張されることもありますが、裁判所は環境権を認めていません。人格権を主張する場合、健康が侵害されているか、その恐れがあることを証明する必要がありますが、環境権は被害が発生する前に早い段階での差し止めを主張できます。

基地局の撤去が決定

〇七年一二月の調停で、川西市のドコモ基地局は〇八年六月中旬頃までに撤去することが決まりました。

Q24 マンション屋上に基地局が建つと、周辺にも影響が表れますか？

基地局が建つマンションは、あちこちで見られるようになりましたが、人体や建物への影響はないのでしょうか？　どんな反対運動が起きていますか？

基地局の建設を阻止したマンション

今では、マンションの屋上に携帯電話基地局が建っている光景は、ありふれたものになってしまいました。しかし、マンション屋上に基地局が建つと、そのマンションに住む住人だけでなく、周辺の住民にも健康影響や電波障害などさまざまな被害が及ぶ可能性があります。

北海道札幌市の住宅地に建つTマンションでは、二〇〇四年夏、屋上にNTTドコモ基地局を設置する計画が持ち上がりました。マンション管理会社が、管理組合に基地局の設置を提案し、電磁波のリスクについて充分な説明がないまま理事会の決議によって設置が了承されました。

一方、Tマンションから約五〇m離れたLマンションの屋上に一九八八年にDDI北海道ポケット電話（現在はウィルコム）のPHS基地局が、二〇〇四年四月にボーダフォン（現在はソフトバンクモバイル）の第三世代携帯電話基地局が設置され

基地局周辺の被曝量

基地局が設置されたLマンションにも、頭痛や不眠、疲労感を訴える住民がいます。各階で測定してみると、最上階である四階と二階は、ほとんど差がありませんでした（三階は未計測）。グラフは、Tマンション、Mさん宅、Lマンションの測定

ていました。

ボーダフォンの基地局が建設された後、Tマンションでは、どうき、不眠、目の痛み、頭痛など体調不良を訴える住民が複数現れました。

同年七月、Tマンションと周辺で高周波電磁波（測定範囲一〇〇kHz～二GHz）の電場を測定すると、一V／m（ボルト／メーター、電場を示す単位）を超える家が二軒もありました（下段グラフ参照）。ちなみに、オランダの研究では、「一V／m以上の第三世代携帯電話の電磁波に被曝すると、頭痛や吐き気が有意に増える」という結果が出ています。

そのうちの一軒、Tマンション五階に住むIさん宅はマンションの中で被曝量が最も高く、居間からは、ボーダフォンのアンテナが正面に見えました。Iさん（女性、当時四八歳）は、もともと甲状腺の持病がありましたが、基地局ができてから薬を変えなく

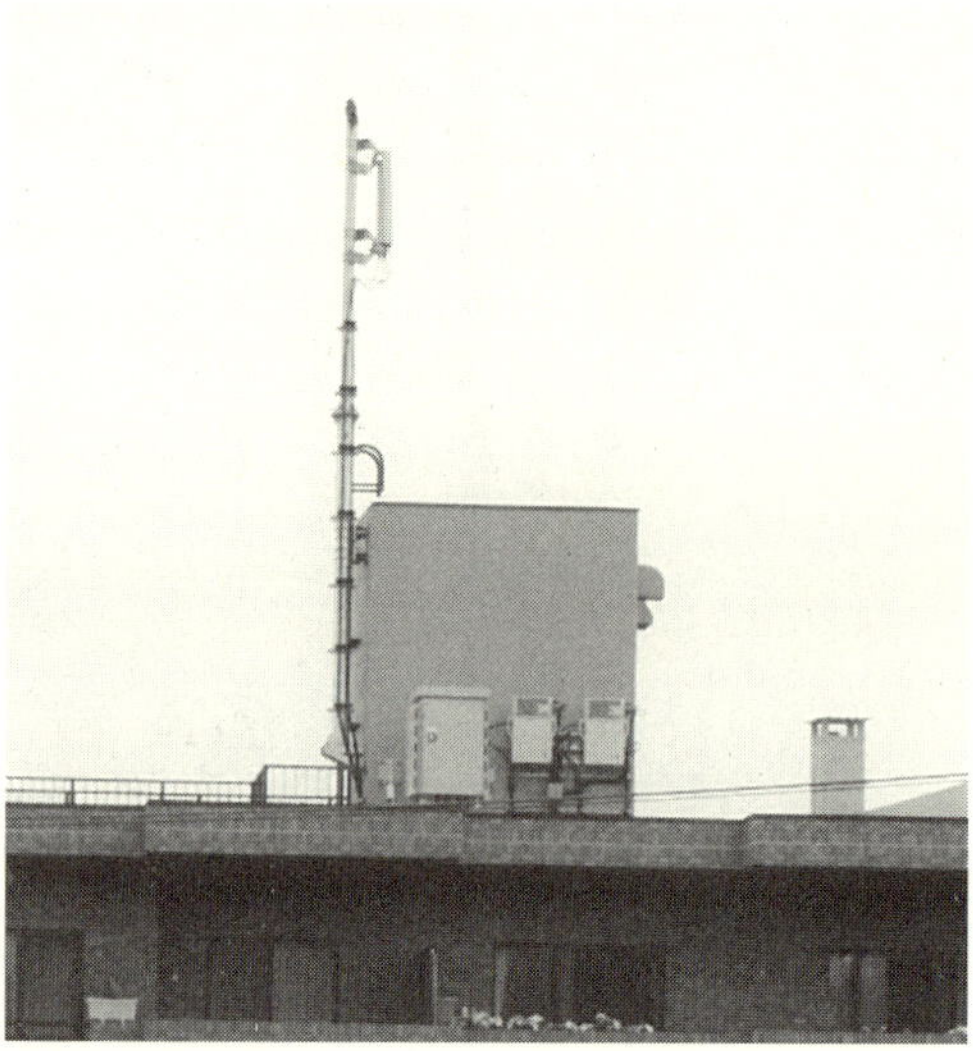

Lマンションのソフトバンク基地局

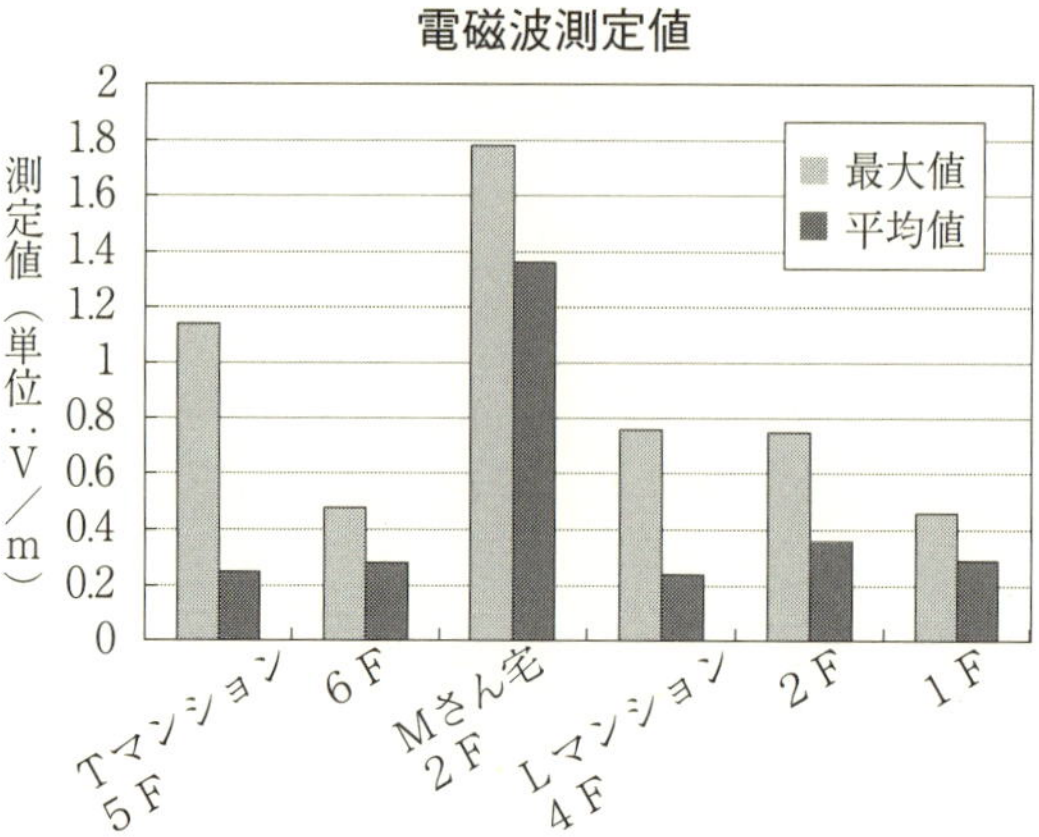

値を比較したものです。最も被曝量が高かったMさん宅は、最大値で一・七六V／m、平均値でも一・三六V／mありました。測定に使用したのはEMR-20で、一〇〇kHz～二GHzの電場を測定しています。

てはいけないほど症状が悪化したそうです。

Lマンションから約六〇m離れたMさん宅では、二階寝室の被曝量が高くなりました。この部屋の窓からも、正面に基地局が見えました。ここで寝ていたMさん(女性、当時五三歳)は、どうき、不眠、頭痛、吐き気などの症状に悩まされ、夜中に心臓が苦しくなり、汗びっしょりになって目が覚めるようになりました。Mさんは、被曝量が二階寝室よりも八~九割少なかった一階の和室で眠るようにしたところ、症状が消えました。

このような体調不良の原因が電磁波ではないかと考えたTマンション住民は、さらに基地局が増えることに危機感を感じました。その後、住民の反対で理事会の決議は覆《くつがえ》り、ドコモの基地局建設計画は撤回されました。

地域住民らは「柏丘緑台携帯電話基地局を考える会」を結成し、基地局を撤去するよう、二三〇筆以上の署名を地域で集め、Lマンション管理組合に提出しています。

管理組合は基地局の契約を解除することを決め、一年ごとに契約を更新することになっていたPHS基地局は、〇六年四月に撤去されました。しかし、ソフトバンクとの契約期間は一〇年間と長く、住民側の意向では解約できない非常に厳しい内容でした。調停を重ねてきましたがソフトバンクは解除を認めませんでした。〇七年三月、ソフトバンク基地局の賃貸借契約の無効と解除を求め、札幌地裁に提訴しました。

マンション管理組合

マンションを購入した「区分所有者」全員が参加し、建物や設備の補修、定期点検など共有部分の維持管理を行います。このような作業は技術や知識が必要なので、総会やマンション管理組合の理事会で基本的な方針を決定し、実際の業務をマンション管理会社に委託するのが一般的です。

「総会」は、管理組合の最高意思決定機関で、マンション管理組合の管理者は、「意思決定にあたっては、事前に必要な資料を整備し、集会において適切な判断が行われるよう配慮する必要がある」(マンション管理の適正化に関する指針、国土交通省告示第一二八八号)とされています。

管理組合側の弁護士、市川守弘氏は、「今のところ、健康被害との因果関係を証明するのは難しいだろう。しかし、電磁波の健康被害を危惧して、反対運動や裁判が各地で起きている事実を、会社側がマンション住民に知らせなかったのは問題だ。地域社会で摩擦《まさつ》やトラブルが起きる可能性を知らせるべきだった」と指摘しています。

小児白血病患者の近くにも基地局が

七四頁で紹介した、電磁波過敏症と化学物質過敏症を発症した小山ゆみさん（福岡市在住）は、二〇〇七年七月中旬、自宅マンションから約六〇m離れたＩマンションの屋上に、携帯電話基地局の設置工事が行われていることに気づきました。小山さんが調べてみると、第三世代携帯電話対応のアンテナ設置工事で、Ｉマンションの管理会社がソフトバンクモバイルと契約していることがわかりました。この一帯は住宅地で、Ｉマンションから約一二五m先にはＩ小学校があります。ソフトバンクモバイルに問い合わせると、Ｉ小学校の方向にも電磁波が照射されることがわかりました。

小山さんによると「Ｉマンション管理組合理事会は基地局の設置を承認していたが、マンション住民（区分所有者）の中には、基地局が建つことすら知らない住民もいた。心臓血管系の持病がある住民が、電磁波の影響を危惧して反対したこともあるが、理事会では反映されなかった」そうです。

共用部分

マンションの廊下、階段、屋上、電気配線など、居住者が共有している部分を指します。

本来、マンションの共用部分の変更など重要な問題は、「特別決議」といって、区分所有者の四分の三以上の賛成が必要です。総会に出席した組合員の過半数で議決できる「普通決議」とは異なり、より多くの賛成が必要になるのです。しかし、Ｉマンションの基地局の建設は、普通決議で採択されていました。

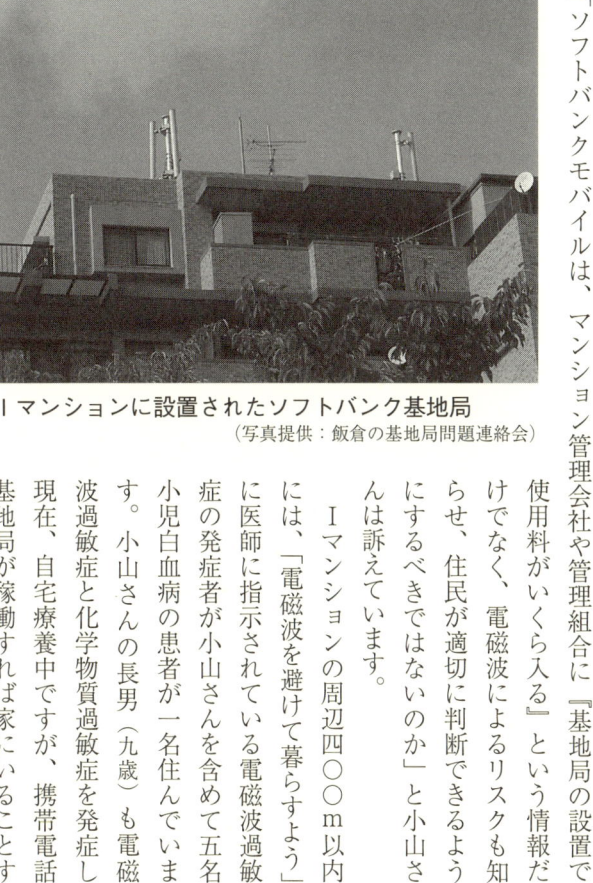

Ｉマンションに設置されたソフトバンク基地局
（写真提供：飯倉の基地局問題連絡会）

「ソフトバンクモバイルは、マンション管理会社や管理組合に『基地局の設置で使用料がいくら入る』という情報だけでなく、電磁波によるリスクも知らせ、住民が適切に判断できるようにするべきではないのか」と小山さんは訴えています。

Ｉマンションの周辺四〇〇ｍ以内には、「電磁波を避けて暮らすよう」に医師に指示されている電磁波過敏症の発症者が小山さんを含めて五名、小児白血病の患者が一名住んでいます。小山さんの長男（九歳）も電磁波過敏症と化学物質過敏症を発症し、現在、自宅療養中ですが、携帯電話基地局が稼働すれば家にいることす

電磁波過敏症に配慮して建設を中止？

二〇〇六年一〇月上旬、神奈川県鎌倉市では、化学物質過敏症と電磁波過敏症を発症した女性の自宅から約一七〇ｍの場所に、ＮＴＴドコモ第三世代携帯電話基地局の建設工事が始まりました。周辺住民の事前説明は一切なく、過敏症の女性が工事関係者に訊ねて、基地局が建つことがわかりました。

住民は反対運動を開始し、署名を集め始めました。一〇月下旬、関係機関へ要望書を提出しようと準備していた矢先に、「地元住民の大半の反対と、電磁波過敏症の住民に配慮して、基地局の撤去を正式に決定した」という連絡がドコモから入り、基地局は撤去されました。

らできなくなる可能性が高いのです。

小山さんは「飯倉の基地局問題連絡会」を立ち上げ、ソフトバンクモバイルに基地局の説明会開催を求めました。説明会は八月二五日になって開催されましたが、この時点で基地局はほぼ完成していました。それでも、健康影響を危惧する地域住民約三〇人が参加しました。

住民説明会では、そもそも区分所有者の承認が充分に得られておらず契約自体が無効である可能性や、耐震性の問題、近隣小学校に建設計画が通達されていないことなどが住民から指摘されました。電磁波過敏症と化学物質過敏症を発症した女性は、「私の子どもも電磁波過敏症で、ようやく体調が安定してI小学校へ通えるようになったばかり。それなのに基地局を建てて、小学校へ向けて電波を照射するのか」という声も上がりました。

この説明会では、住民の納得が得られるまで電波を発信しないこと、それまで一切の工事を中止することが決められました。現在も住民とソフトバンクモバイルの交渉は続いています。

この件についてソフトバンクモバイル本社広報部に問い合わせると、「屋上に基地局を設置することは、マンションの大規模な改修にあたらず、共用部分の変更にはあたらない。仮に、弊社が契約の効力を主張し得ない場合には、すみやかに法的解決に向けて善処する」と回答してきました。

また、建設をする際の説明は「オーナーの合意を得た後に、住民へ説明を行った

反対運動が増えるソフトバンク

基地局問題に詳しい「中継塔問題を考える九州ネットワーク」事務局の宮崎周さんによると、「九州では、ソフトバンクの前・前身のJ-フォン及びデジタルツーカー時代には、ビルの屋上は別だが、鉄塔型は周辺住民に事前説明をしてから建てる模範的な会社だった。九州で〇三年までに起きた反対運動約六〇件の中で、ソフトバンクでの反対運動はビル屋上の二件だけだった。これが、ボーダフォンになってから、ドコモと同じように住民無視に変わり、〇七年九月末現在、当会が把握しているだけで、福岡で二件、熊本で三件、長崎で一件、反対運動が起こっている」と指摘しています。

上で建設する。説明範囲は、オーナーの希望や当該地域の事情に合わせ、説明の対象を決めている」ということでした。しかし、これでは、オーナーの意向次第で説明会の開催や対象範囲が決められることになります。Ｉマンションのように、周辺地域に白血病や電磁波過敏症など、被曝を避けなくてはいけない人が住んでいても、知らない間に基地局が建ち、被曝する可能性もあります。

このような患者に対して、建設する際に何らかの配慮をしているのかと同社に訊ねると「国が定めた『電波防護のための基準値』を充分に下回る安全なもの」という回答が寄せられました。国の基準値以下でも、健康影響が起きることを指摘する研究は多数報告されており、国の基準が安全性の根拠にならないのは明らかです。

基地局の設置を携帯電話会社やマンション管理会社から提案された時は、管理組合の理事だけで判断するのではなく、全ての所有者や住民、周辺地域にも情報を公開し、協議できる場を設けることで、紛争を避けられるのではないでしょうか。

Ｑ３でも説明しましたが、ＷＨＯ（世界保健機関）は二〇〇〇年六月、「携帯電話とその基地局」という文書を発表し、「立地決定には景観や住民感情に留意するべきで、幼稚園、学校、遊び場の近くに基地局を選ぶ際には特別な配慮が必要」と述べています。健康に悪影響を与える可能性があるものが居住地域に建つのに、地域住民が決定に関与できないのは問題があります。

今後、携帯電話が第四世代になれば、周波数が現行の二GHz帯から三GHz帯へと高くなります。周波数が高くなるほど波長が短くなり、障害物の影響を受けやすくなります。そのため、今よりも短い間隔で基地局を設置していかなくてはいけません。今後は、マンション屋上への設置はますます増えるでしょう。

管理組合として、また町内会として基地局問題をどう考えるのか、住民の間で、建設計画が持ち上がる前に、しっかりと話し合いをしておくことが必要になります。携帯電話会社に基地局の用地を賃貸契約している場合は、次回契約更新時に更新するかどうか、をあらかじめ検討しておく必要もあるでしょう

地震が起きた時の影響

携帯電話基地局には、電磁波以外にも問題があります。マンションが建ってから基地局を設置する場合は、設計時には予想していなかった数トン～一〇トンもの重量が建物に負荷をかけることになります。〇五年一一月に発覚した構造計算書偽造事件によって、マンションの耐震構造の問題が注目を集めるようになりましたが、果たして、基地局が設置されたマンションは、計算していなかった基地局という負荷に耐えられるのでしょうか。

環境技術コンサルタントの綱淵輝幸さんは、著書『超臨界』の中で、「アンテナが設置されたことで建物全体の構造バランスが崩れ、震度五程度でも一気に全体がドミノ崩壊するか、少なくとも屋上のアンテナ設備が破壊されて簡単に落下する危険性が大きい」と述べています。

携帯電話会社の契約書を見ても、基地局の重量が記載されていないことが多い

コンクリートの安全性

建築専門誌『建築ジャーナル』二〇〇七年六月号によると、構造計算書を偽造したいわゆる「姉歯物件」の、ある建物を調べた結果が報告されています。コンクリートを円柱状に一八本抜き取って確認すると、全てに木片やおがくずなどが入っていたり、コンクリートの材料が分離しているなどの問題が見つかりました。構造計算書の偽造だけでなく、強度の低い不適切な建材も使用されていたのです。

なお、福井県にある原子力発電所「ふげん」の原子炉補助建物のコンクリートを抜き取って調べると、三四カ所中二五カ所で強度が設計基準を下回っていたという報道もあります。

全ての建物で、このように杜撰な工事が行われているわけではないで

ようですが、住民側が第三者機関に依頼して、設置しても建物に影響がないか確認するためにも、情報を公開するべきです。

また、綱淵さんはNTTの子会社、NTTファシリティーズの社員から「携帯電話アンテナがどうもおかしい。比較的新しく設置されたものでも突然ポッキリ折れるんだ。特に、二〇年から一〇年前に設置した物が次々と寿命がくるので、いつ折れても不思議ではない」（『超臨界』より引用）と言われたそうです。

その原因として、風などの振動や携帯電話基地局から発生する高周波電磁波が金属を劣化させる金属疲労が考えられているようですが、「いつ折れても不思議ではない」ものが、建物の屋上に設置されるのは、そのマンションの住民だけでなく、周辺住民にとっても大きな不安材料になります。

しょうが、最も厳しく管理されるべき原発でさえ、コンクリート強度が低いことを考えると、マンションの安全性がますます心配になります。

Q25 学校や通学路の側に基地局がありますが、悪影響はないでしょうか？

子どもたちが利用する通学路や学校、幼稚園、保育園などの側にも、基地局は建設されています。子どもたちへの影響はないのでしょうか？

通学路に基地局が

長野県伊那市に住む塩田永さん（四八歳）一家は、九九年に、家の近くにＮＴＴドコモ基地局が建ってから家族全員が体調を崩し、吐き気や頭痛、原因不明の湿疹、目の奥の痛みなどに襲われるようになりました。また、周囲の植物にも異変が現れ始めました。

その後、町内で電磁波の少ない場所を探して家を建て、〇四年七月に転居してからは、家族全員の体調が改善しました（左頁表参照）。電磁波の多い市街地などへ行くと症状が現れますが、家での被曝量が減ったせいか、早く回復するようになったそうです。

しかし〇六年春、塩田さんの長男（当時一四歳）長女（当時九歳）は「白血球数が多くがんを発症する一歩手前の状態」と主治医に診断され、「電磁波をなるべく避けるように」指示されました。白血球数が多い原因は不明ですが、幼い頃から電磁

転居直後の塩田さん一家の体調変化（年齢は当時のもの）

	引っ越し前	引っ越し後
永さん(45歳)	眼の奥の鈍痛、頭痛、どうき、いきぎれ、食欲不振、吐き気。頭から首にかけて湿疹のようなものが出る。	家にいると体調は良く、湿疹も消えた。仕事のため、前に住んでいた家に戻り、2日ほど過ごすと吐く。電磁波の多い市街地に行くと体調が悪化する。
三枝子さん(45歳)	喉のいたみや身体全体のしびれ、頭痛や息切れ、些細なことで怒ったり、うつ的になる。足や脇の下の筋肉がつる。	不快な身体症状が無くなり、精神的にも安定してきた。最近、足の爪をみたら、途中からきれいになっていた。
長男(12歳)	夜になると不快感を訴え、足の指や裏、ふくらはぎなどをもんでくれと頼む。膝の裏に湿しんができ、かゆがる。両手にイボができる。	家にいると体調は良い。イボや湿疹も消えた。学校に無線LANが設置されているせいか、給食時になると気持ちが悪くなり吐き気を感じていたが、席替えをして、無線LANのアンテナから離れたら元気になった。
長女(8歳)	イライラしやすくなり、足の指やお腹の内側のかゆみを訴える。とくに靴下の縫い目や刺繍を極端にいやがり、氷点下10～17度になる真冬でも、靴下をはかない。外的ストレスによる視覚障害で視力低下。髪の毛が抜けやすい。アトピー性皮膚炎。集中力が無く、聴力があるのに聞こえにくい聴覚LD（学習障害）になる。	顔の表情がにこやかになり、ヒステリックな症状が消えた。視力が良くなり、外的ストレスによる視覚障害は消えた。07年9月現在、視力は両眼とも1.5で眼鏡は不要になった。以前は髪の毛がたくさん抜けたが、抜ける量が半分以下になった。学校を休まなくなり、成績も上がった。

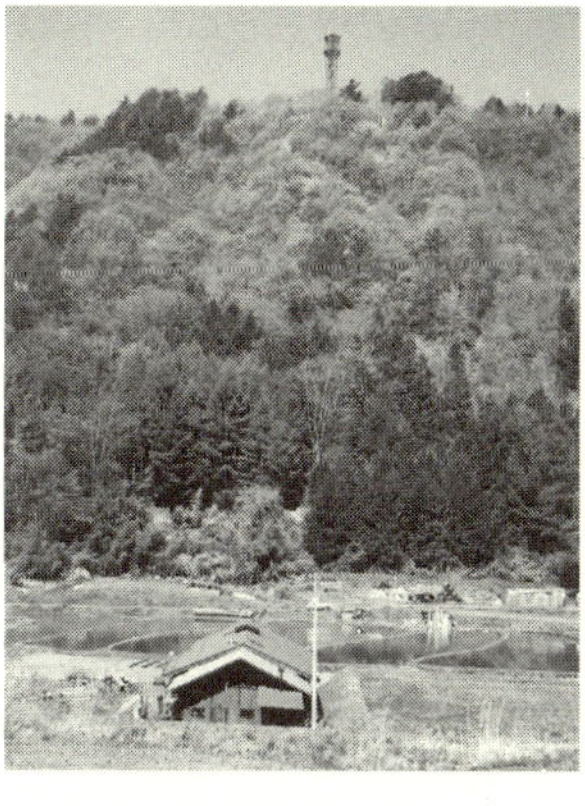

塩田さんの家とドコモ基地局

塩田さん一家が以前住んでいた家。山頂にドコモ基地局が建っています。基地局ができてから体調を崩し、電磁波の少ない場所に転居してから症状が改善しました。

波を浴び続けたことが、影響を与えている可能性もあります。

一方、二人が利用する通学路では、〇六年六月、KDDI基地局の建設が始まりました。建設地は、市道小豆坂線に隣接する伊那市が所有する土地です。

子どもたちはバスで通学していましたが、電磁波過敏症になると、車内にいても、道路の周辺にある携帯電話基地局の電磁波に反応し、頭痛や吐き気などの体調不良が起きます。短時間とはいえ、毎日利用する通学路で、繰り返し被曝することは、過敏症の人にとって大きな負担であり、体調が大幅に悪化する可能性も高いのです。

市道小豆坂線は、塩田さんの子どもだけでなく、保育園、小学校、中学校へ通う近隣の子どもたちにとっての通園・通学路でもあり、周辺住民にとって重要な生活道路でもあります。しかも、KDDI基地局から二〇〇〜四〇〇m以内には、診療所や老人福祉施設、赤ちゃんのいる家族も住む市営住宅があります。

塩田永さんの妻、三枝子さん（四八歳）は、「以前、自分たちがドコモ基地局に被曝していた家と、距離や位置関係がよく似ている。自分の子どもへの影響も心配だが、基地局の近くに住む人たちのことを思うと、黙っていることはできない」と考え、計画の見直しを訴え始めました。

塩田さん親子は地権者である伊那市役所を訪れ、「子供はがんを発症する可能性が高く、主治医も、通学路に基地局ができるのは好ましくないと言っている」と訴えましたが、市の回答は「それなら引っ越したらどうですか」というものでした。

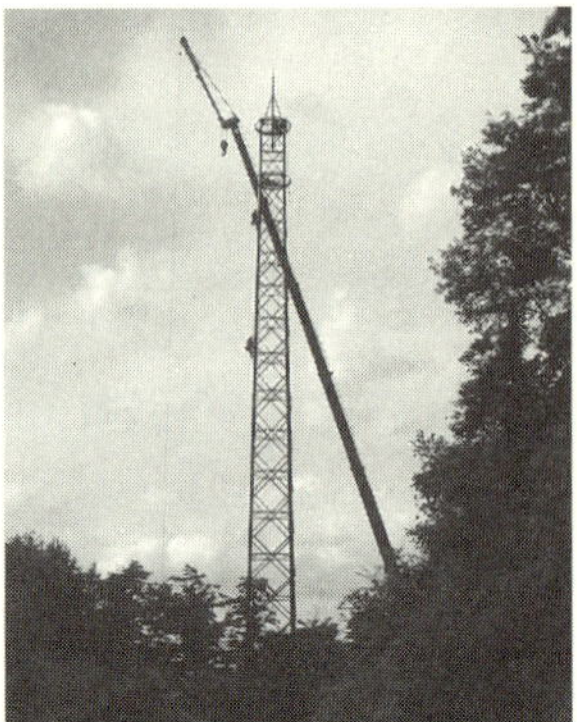

建設中の基地局

通学路の脇に建てられた基地局。峠道なので、上り下りに時間がかかり、子どもたちの被曝時間も長くなります（写真提供：塩田さん）。

保護者らが運営する「三義子供会」の要請で開かれた説明会で、ＫＤＤＩは、「昨年一一月に、自治会の代表者や、周辺地権者に文書と口頭で連絡し、承認を得た」と述べましたが、代表者はこれを否定し、周辺地権者も基地局の設置場所、設置時期、規模など重要事項について事前説明を受けていないと言っています。

三義子供会は、「事業者からの説明がないまま、建設が進む状況では、地域住民の感情を逆撫でし、混乱を招く恐れがある。工事を一時停止するように業者に働きかけてほしい」と市に訴えていましたが、市の働きかけはありませんでした。ＫＤＤＩは説明会前日に基地局を完成させ、七月下旬から稼働しています。

住民の声はどこへ？　長野県の対応

塩田さんは、ドコモ基地局が建ってから体調を崩したことと、周辺住民への周知の徹底について、再三、長野県へ訴えてきました。〇五年一月には、田中康夫前長野県知事に直接会い、携帯電話基地局の建設を規制する行政指導を行うよう陳情しています。これを受けて、長野県は「事前に住民とよく相談し、合意形成に努めること」、「事前説明を行う際は、地区の代表者だけでなく、多くの皆様を集めた説明会を開催」することを、各事業者に要望しました。

しかし、ＫＤＤＩ広報部は「あれは要望であって、指導ではないと受け止めています」と述べています。

また、長野県情報政策チームでは、県内の市町村から携帯電話の電波が届かない地域の情報を集め、定期的に事業者へ連絡しています。同チームに取材すると「我々は、事業者にエリア拡大をお願いする立場。建設にあたっては住民との合意形成もお願いしている」と回答されました。今回は、住民が事前説明を受けていないと主張している点を尋ねると、「ＫＤＤＩには、説明したという資料はあるということだ。（県としては）『確認してある』と（事業者に）書類を出されれば、それまでだ」というのです。

電磁波の健康被害が世界的に問題になり、全国でも二〇〇件近く反対運動が起きています。まして塩田さんの子どもたちは被曝を避けるよう医師に指示されている状況です。「住民を守るため、県として予防原則的に取り組むことはないのですか」と尋ねると、「我々は健康被害を担当するセクションではありません」という回答でした。

しかし、リスクが懸念されている基地局の建設を推進する以上、健康影響についても責任はあるはずです。せめて関連部局と情報を交換し、住民の声をくみ上げる対応ができないものでしょうか。

塩田さん親子は、病身を抱えながら、ＫＤＤＩ基地局の移転を求めて伊那市や長野県、総務省などと交渉を重ねてきました。しかし、「行政の頼りなさを体験し、一日起き上がれないほど心も疲れた」と言います。

県の衛生部に訴えると「基地局が建ってから体調を崩されたという報告はありません」と言われ、永さんが「調べたことはありますか」とさらに尋ねると「国も県

寄宿学校の側にも基地局が

山間部など、これまで基地局が無かった場所でも、地元自治体が補助金を出して、基地局設置を要請する例が増えています。山形県南部の小国町では、ＮＴＴドコモの第三世代携帯電話（ＦＯＭＡ）の基地局を五基設置する計画を立てましたが、予定地の一つは、同町にある全寮制高校から約二〇〇ｍしか離れていませんでした。

保護者らは、学校の敷地や人家の一km以内に建てないでほしいという要望書と署名を〇五年五月に小国町へ提出しました。町立の保育園や小中学校の子供たちの保護者らも、保護者を交えた相談会を開催するまで着工しないことなどを求める要望書を地区代表者と山形県に提出しました。

結局、高校から約一km、町立小中

も調査したことはありません」と答えました。

自家用車で子どもたちを送迎

塩田さんは、ＫＤＤＩ基地局が稼働してから、自家用車で学校まで送迎し、子どもたちは車内で携帯電話電磁波を遮断するシールドクロスをかぶっていますが、仕事の都合で送迎できない時もあります。そんな時は、子どもたちは学校を欠席しなくてはいけません。

伊那市高遠支所の担当者は、〇六年七月、「基地局の問題については、行政の側にも問題があったので、シールドクロスを通学便の市バスに設置することを検討しています」と述べ、伊那市教育課からも〇七年一月からシールドクロスを取り付けたバスで通学できると連絡を受けていました。ところが、シールドクロスはいつまでも設置されません。「中学の最後の学期は友達と通学したい」と希望していた長男も、願いを果たせないまま、〇七年三月に卒業しました。

塩田さんは、シールドクロスを自費で用意し、「いつから設置できるのか」と市に訊ねると、〇七年九月になって教育課から、「市の公有財産である市バスへの設置はできません」という回答が寄せられました。「スクール便の乗車人員が多い」こと、「基地局は総務省が定める電波防護指針に適合している」ことが理由です。

学校や保育園から約二〇〇ｍの場所に建設され、〇六年四月から送信が始まっています。

基地局の建設が急増

長野県ではほかにも、安曇野市や辰野町で、NTTドコモ基地局の反対運動がおきています。辰野町では〇六年五月、保育園から一五〇m、小学校から二五〇mの所に、ドコモ基地局が建てられました。ドコモは、基地局から五〇m以内の住民に、事前説明をしたと行っていますが、住民の多くは「鉄塔が建つとは聞いたが、携帯電話の基地局とは知らされなかった」と言います。

ドコモは住民の合意を得ないまま建設を強行し、七月上旬から送信を開始していますが、住民は移転を求めて反対運動を続けています。

長野県議会議員の北山早苗さんは、〇六年六月の定例議会で「県として、基地局建設にあたって、事前の住民周知や設置場所を事業者、行政、近隣住民が納得いくまで検討するための方策を講じるつもりはあるか」と質問しました。

県企画局は「合意形成に努めること、幼稚園、保育所、学校には特に配慮すること、電磁波の測定実施等を要望していく」と述べましたが、要望するだけでは、また事業者に無視される可能性があります。条例の制定など、何らかの枠組みを作っていく必要があるでしょう。

総務省は、ユビキタスネット社会の形成を目指していますが、塩田さんの子どもたちのように、被曝を避けなくてはいけない人たちが存在し、被曝することで実際に体調を崩す事実に眼を向けるべきです。二〇年以上前の研究データに基づいた指針値を見直し、最新の研究結果を踏まえて適切な予防措置を取っていく必要があ

基地局ができてから体調不良に

北海道の上士幌町では、NTTドコモ基地局が小学校の側に建って二カ月目から、体調が悪くなり、ほとんど通学できなくなっている化学物質過敏症の子どもがいます。母親も化学物質過敏症と電磁波過敏症を発症していて、「体調不良の原因はわからないが、電磁波の影響も考えられる」と言っています。

同町では二〇〇九年に中学校の校舎を建て替える予定です。「上士幌中学校改修を考える会」では、子どもたちを化学物質の影響から守るため、安全な校舎づくりを目指すよう働きかけていて、建設予定地の隣に基地局があることから、安全性を確認するために電磁波を測定するよう訴えています。

また、同会は〇七年九月、小中学校や図書館など町内の公共施設で、

ります。子どもたちの健康を犠牲にしてでも、推進しなくてはいけない政策などないはずです。電磁波の安全性が立証されていない以上、健康リスクがあるものを子どもたちから遠ざけるべきです。

化学物質と電磁波の測定を実施するよう、同町教育長に申し入れをしました。

Q26 電磁波の増加から身を守るために、法的な規制は必要ですか？

各地で増え続ける携帯電話基地局、地上デジタル放送の開始など、被曝量は増える一方です。電磁波の増加に歯止めをかけることはできますか？

基地局規制の条例を制定

携帯電話会社を変えても、同じ電話番号を使い続けることができる「番号ポータビリティ（持ち運び）制度」が、二〇〇六年一〇月から始まりました。顧客を獲得するため、携帯電話会社はサービスエリアの拡大に努め、その結果、携帯電話基地局が各地で急激に増設されました。

携帯電話基地局の反対運動は全国で発生していますが、トラブルが起きた自治体では、基地局を建設する際に、周辺住民の了承を得ることなどを、条例で定めるケースもでてきました。条例には、罰則規定がないので、違反しても罰せられることはありません。しかし、ある程度の歯止めにはなるでしょう。

東京都国立市では、「国立市開発行為等指導要綱」で、「携帯電話の中継施設等で電磁波を発生するもの」を建てる場合、「電磁波等の影響が予測される範囲内の土地、建物の権利者及び居住する者に対して、（中略）計画の内容について説明会等の方法で説明し、紛争が生じないように努めなければならない」としています。

同市では、かつて基地局建設を巡る住民の反対運動がいくつか起き、一九九七年には議会陳情に持ち込まれるケースもありました。その経過を踏まえて、周辺住民に周知させる手続きを条例で設けました。都市計画課によると、条例制定以降は、大きなトラブルは起きていないそうです。説明する範囲は、「条例では、電波が届く範囲としているが、実際には、一〇〇～三〇〇mの範囲で説明されるケースが多いようだ」ということでした。

東京都羽村市も、二〇〇一年三月に「羽村市環境基本計画」を制定しています。「具体的な目標」として「電磁波による被害は未解明なものもありますが、将来に問題を残さないために、適切な措置をとります」と掲げています。市の取り組みとして「電磁波に関する情報や携帯電話／PHS中継塔・地上局の設置場所と新設の情報把握に努め、その結果を公表します」と明記されています。

しかし、市が把握しているのは、携帯電話・PHS基地局の件数だけで、所在地は未確認です。個別に問い合わせがあった場合のみ回答する方針で、計画が制定された二〇〇一年度以降、広報誌やネット上で情報公開したことは一度もないそうです。その理由は「電磁波は人体に影響があるか未知な点があるから」だといいます。条例ができたからといって安心せず、適切に機能しているか、住民がチェックしていくことも大切なようです。

岩手県盛岡市では、「盛岡市中高層建築物等の建築等に係わる住環境の保全に関

携帯電話基地局の建設

事業者は、建設予定地のある自治体に、建設確認申請を出し、建築物の規模、形状などを知らせます。自治体は提出された申請書を確認し、建築許可を下ろします。実際に建設が始まるのは、許可を得てからになります。

通常、基地局の高さは一五～三〇m程度なので、中高層建築物として審査されます。自治体に中高層建築物規制条例があり、周辺住民へ事前説明するよう明記されていれば、自治体も事前説明を事業者に求めることができますが、このような条例がなければ、住民は建設計画があることも知らず、工事が始まるまで何もわからないことになります。

「中高層建築物規制条例」や「環境基本計画」、「開発指導要綱」など、すでに制定されている条文に、基地

する条例」を二〇〇三年四月から施行しています。条例の対象になるのは、高さ一五m以上の携帯電話基地局や、基地局の高さが一〇m以上あって建物に設置されると地上からの高さが一五mを越えるものです。建築確認申請をする三〇日前（建物に設置する場合は四五日前）から、計画地に看板を設置し建築計画を公開し、その後「速やかに」近隣住民へ説明会や戸別訪問を行い、建築物の位置、用途等を「必ず書面にて説明」しなければいけません。

この条例では、住民へ周知させる方法や公表する期日が細かく制定され、事業者が言い逃れが出来ないように工夫されています。事業者の中には、ごくわずかな住民にだけ説明したり、詳しい説明をしないでチラシをまいただけで説明責任を果たしたと行政に報告する場合も少なくないからです。

ただし、説明会の対象となる住民の範囲は、「建築物の敷地の境界線から高さの二倍の範囲」とされている点が残念です。例えば、一五mの基地局が建つ場合、基地局建設予定地の敷地境界線から、三〇m以内の住民が説明対象になります。本来なら、被曝する全住民を対象に説明会が行われるといいのですが、条例は中高層建築物の規制という観点で作られていますから限界があります。建築物が倒壊した場合などに、被害が及ぶ範囲しか対象にできないのです。

また、基地局の高さが一〇m以下の場合は、説明しなくても良いことになっている点も問題です。ビルやマンションに一〇m以下の基地局が設置される場合は、事前に計画を知ることができません。局や電磁波の問題を加えれば、基地局の建設規制に役立つかもしれません。

京都弁護士会が電磁波規制を要望

京都弁護士会電磁波問題プロジェクトチームは、電磁波の健康影響や被害状況について勉強会を重ね、〇五年二月には、「電磁波は本当に安全なのか」というシンポジウムも開きました。

翌三月には、「基地局の設置場所を規制する」「年少者の携帯電話所持を禁止する」「基地局を設置する際は事前説明会を義務づける」などの措置を国に提言するように、日本弁護士連合会へ要望書を提出しました。

なかには、条例で定められた規制を逃れるため、基地局の高さを変えてくる場合もあります。神奈川県鎌倉市には、高さ八m以上の建築物が建てられない景観指定地区がありますが、ここに基地局を建てようとしたKDDIは、高さ六mの住宅の屋根に、高さ二mの八木アンテナを設置しました。この基地局は、周辺住民の反対によって完成直前に撤去されましたが、八木アンテナはテレビアンテナと同じ形状なので、一見すると携帯電話の基地局には見えません。このようなアンテナが普及すると、知らない間に、基地局が増えていることにもなりかねません。

KDDI広報部によると、「このような小型アンテナを建てるのは珍しいケースですが、今回が初めてではありません。今回は住宅地という事で景観に配慮して小さいものを建てます」ということでした。実際に、神奈川県にはKDDIの八木アンテナが建ったアパートもあります。

条例を作る際は、このような小型基地局にも対応できるよう、配慮する必要がありそうです。

仙台市では基地局の新設を阻止

宮城県仙台市では、携帯電話基地局が建ってから、深刻な健康被害に悩まされている地域がありました。一つは、仙台市上野山《うえのやま》地区の住宅密集地で、二〇〇二年にボーダフォン基地局が、〇四年にドコモ基地局が建ってから、耳鳴り、不眠、頭痛、鼻血などの症状を訴える人が増えました。基地局から約一〇〇mのところに住

八木アンテナ

八木アンテナは、主にテレビの受信アンテナとして使われています。

右写真のアパートの屋上にある八木アンテナのうち、右手はKDDI基地局、左手はテレビの受信アンテナです。

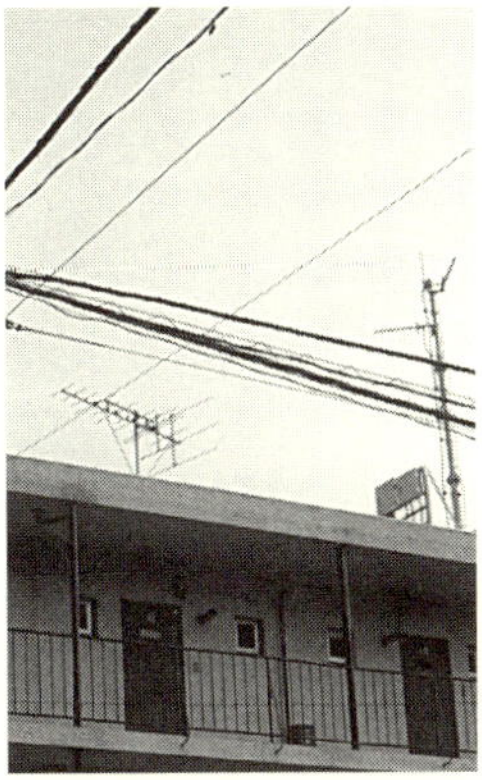

む男性（六〇歳）は、電磁波過敏症になり、大腸がんも発症しました。この男性の隣に住む六九歳の男性は、〇四年四月に悪性リンパ腫になり、〇五年五月に亡くなりました。

同市郊外の四郎丸《しろうまる》という地域でも、ドコモ基地局が建ってから、耳鳴りや不眠を訴える人が現れました。

二〇〇四年一一月、市民団体「四郎丸無線基地局電磁波被曝公害被害者の会」「くらしと電磁波を考える会・いずみ」「上野山電波塔を考える住民の会」は、携帯電話基地局建設を条例で規制するように求める要望書と、約一六〇〇人分の署名を仙台市に提出しました。

翌〇五年二月、仙台市はNTTドコモ東北、KDDI、ボーダフォンと基地局設置に関する協定書を締結し、近隣住民に計画概要を知らせること、などを定めました。説明対象範囲が基地局の高さ×二倍の範囲と狭い点や、住民からの要望がなければ説明会を開催しないなどの問題点はありますが、この協定書が、基地局の新設を防ぐために役立ちました。

二〇〇六年一二月下旬、ソフトバンクモバイルが、四郎丸のドコモ基地局から約三〇〇m離れたところに、第三世代携帯電話基地局を建てようとしていることが、下請け会社からの連絡でわかりました。協定書には、町内会長の許可を得るという条件が入っていたので、下請け会社は、「〇七年一月中旬から工事に入る」と町内会長へ伝え、了承を求めてきました。

仙台市上野山の携帯電話基地局

住宅地にドコモ（写真右）とボーダフォン（写真左）の基地局が建っています。写真手前の畑では、シソの帯化現象やイチジクがひょうたん型になる異変も起きました。

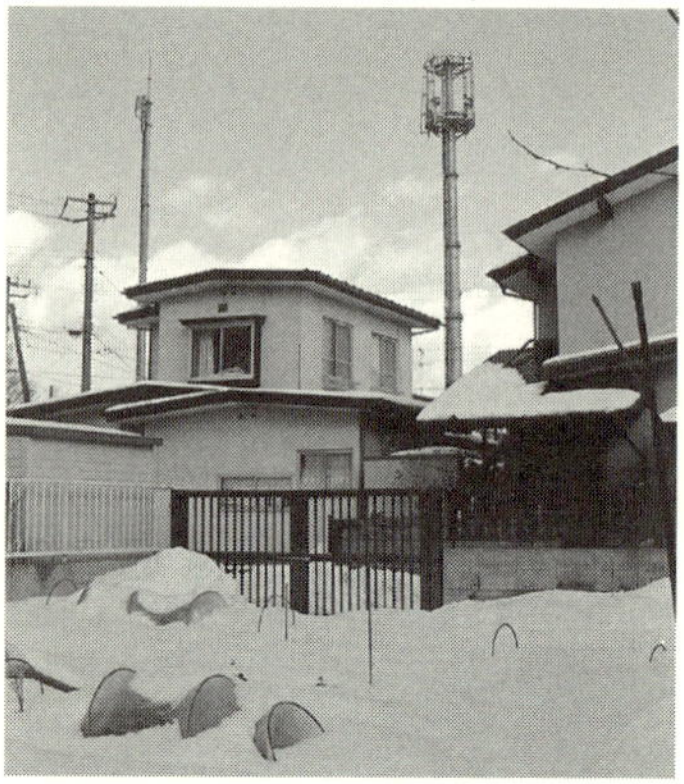

町内会長は役員を集めて、今後の対応を相談した結果、「工事計画を白紙撤回すること」「少なくとも住民説明会を開いて住民に了承を求めた上で建設を始めること」を下請け会社に要請し、年明け一月五日には、携帯電話のリスクについて書かれた資料を渡しました。約一週間後に下請け会社へ電話すると、「工事は中止になった」と言われたそうです。

地域によってさまざまな事情があるでしょうが、仙台市四郎丸のように、電磁波のリスクを住民が知識として共有し、建設計画がわかった時に、迅速に対応することができれば、安全な生活環境を維持できるかもしれません。地元自治体に基地局の規制を求め、条例を制定するよう働きかけるなど、日頃からの行動が重要になってきます。

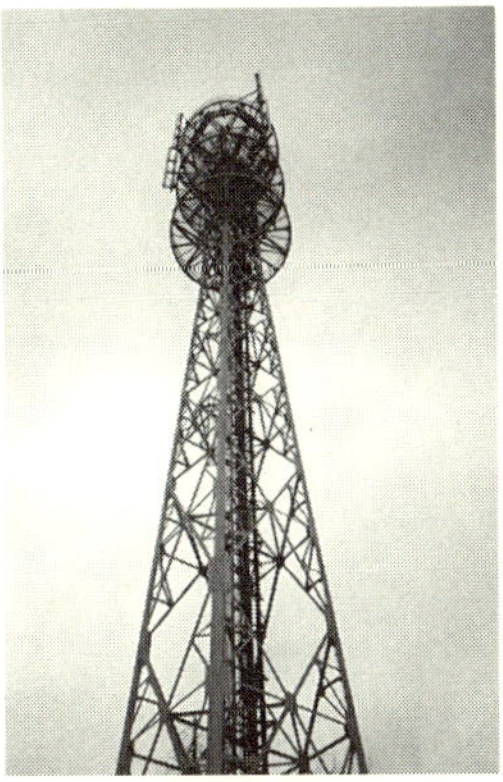
仙台市四郎丸のドコモ基地局

条例に違反すれば事業者名を公表

福岡県篠栗町《ささぐりまち》で、基地局の反対運動がきっかけになって、携帯電話基地局の建設を規制する画期的な条例が〇六年に制定されました。建設計画がわかった時点で町が周辺住民に知らせ、条例に違反すれば町のホームページや広報誌で事業者名を公表するという内容です。

この条例が生まれたのも、基地局の反対運動がきっかけでした。同町では、二〇〇五年夏にKDDIが小学校の側に基地局建設を計画し、住民の反対運動が起きていました。

この計画は中止されましたが、KDDIは同年一一月、今度はA分譲マンションへ基地局を設置しようとしました。マンション住民の反対でこの計画も阻止されましたが、〇六年六月にはB賃貸マンション屋上でKDDI基地局の建設工事が始まりました。工事前に近隣住民への説明や挨拶はなく、どのような工事を行うのかを示す看板も設置されていませんでしたが、気づいた住民が工事関係者に聞いて、基地局を建てることがわかりました。

住民は説明会を要望して開催させ、周辺住民一二〇〇筆の建設反対署名をKDDIへ提出しました。また、B賃貸マンション入居者の半数（二二世帯）は、基地局が設置された場合、退居すると表明しました。電磁波のリスクだけでなく、B賃貸マンションの耐久性についても住民は不安を感じていました。福岡西方沖地震で外壁や室内、共用廊下、梁などに無数のひび割れが入り、総重量一〇トンもの基地局を設置して大丈夫なのか、再び大きな地震が来た時に耐えられるのかわかりません。

しかし、住民の反対を無視して建設は進み、八月には送信が始まりました。住民は「ケイタイ基地局の安全性を考える篠栗の会」を結成し、基地局の移転を訴えました。

同会世話人の一人で、篠栗町議員の村嶋秀樹さん（五二歳）は、「KDDIは連絡もせずに工事を始め、気づいた住民が説明会を開くよう町を通して要請してから、ようやく説明する状態だった。反対運動の中で規制条例の必要性を痛感した」そうです。その後、会のメンバーと条例案を作成し、議会に提出しました。

条例では、携帯電話基地局の増加に伴い紛争が多発していること、「基地局の発する電磁波による特にこどもの脳腫瘍・白血病などの発がん性のおそれやペースメーカーへの悪影響の可能性が指摘されている」ことにも触れています。

「すべての町民が安心・安全な生活を営むことができる良好な生活環境を維持する」ため、町は基地局の設置・改造計画の事前協議書や事業計画の提出を求め、計画を近隣住民に公開し、住民への説明会を開くよう事業者に要請すると明記されました。事業者が町の要請に従わない場合は、その事実と事業者名を町の広報誌やホームページで公開します。すでに稼働している電磁波の状態について住民から問い合わせがあれば、町が総合通信局や事業者に調査を依頼し、結果を公表することになります。

また、「計画地が保育園・幼稚園・小中学校・児童館・病院・介護施設から、また通学・通園路からなるべく離れた地点となるよう努め、周辺環境に十分配慮するとともに必要な措置を講じるよう」事業者に求めています。

さらに、「基地局の適正な設置・改造および管理運営は、町・事業者および町民が互譲の精神をもって推進します」「近隣住民は、事業者による説明会に積極的に参加し、十分な内容検討のうえ、意思の表示をします」と、住民参加を明確にしました。

このような条例を各地で制定していけば、基地局増設を規制できるようになるかもしれません。

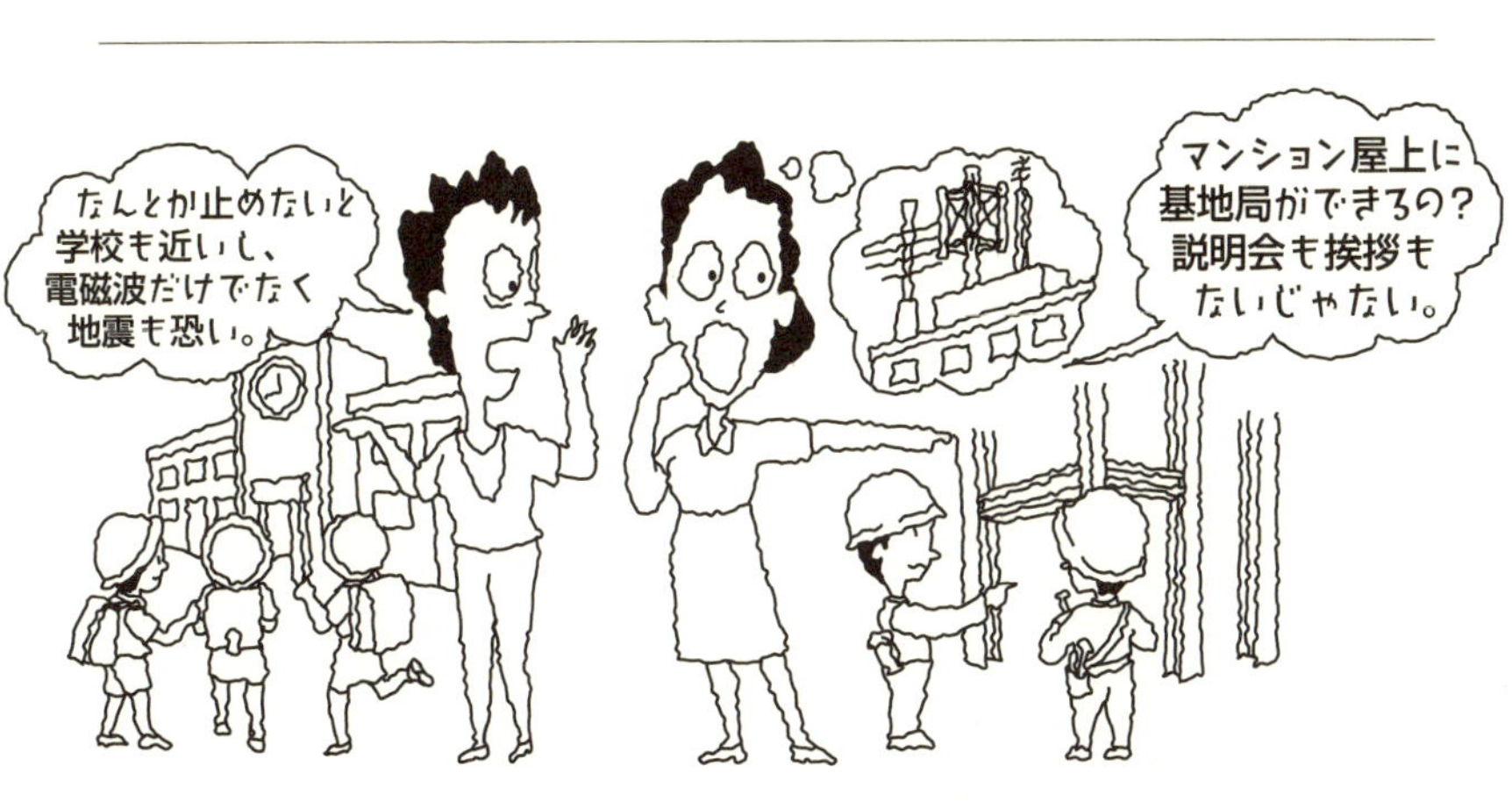
なんとか止めないと
学校も近いし、
電磁波だけでなく
地震も恐い。
マンション屋上に
基地局ができるの？
説明会も挨拶も
ないじゃない。

Q27 電磁波が増え続ける現状で、健康を守るにはどうしたらいいですか？

ユビキタス社会に向かって、身の回りの電磁波は今後も増加します。とくに子どもたちへの影響が心配ですが、どんな対策をとったらいいのでしょう。

現在の規制値では不十分

二〇〇七年八月三一日、国際的な科学者の研究グループ「バイオイニシエイティブ・ワーキング・グループ」は、電磁波と健康影響に関する調査報告書を発表しました。このグループはアメリカやオーストリア、スウェーデン、デンマーク、中国の一四人の科学者と公衆衛生の専門家で構成され、二〇〇〇以上の研究報告を評価し、将来の健康リスクの可能性を減らすために、現在の被曝基準をどのように変更するべきか検討しました。

低周波電磁波への長期間の被曝で小児白血病をはじめ、がんの発症率が増加すること、アルツハイマー病など神経系の病気になるリスクが高まることを認めました。携帯電話や無線ＬＡＮやコードレス電話などで使われる無線周波数電磁波への被曝ついては、脳腫瘍が増加することを認めました。

また、「低周波電磁波と無線周波数電磁波が、一般の人々のための現在の安全基

バイオイニシエイティブ・ワーキング・グループの報告書

タイトルは『A Rationale for Biologically -based Public Exposure Standard for Electromagnetic Fields (ELF and RF)』で、www.bioinitia tive.org からダウンロードできます。

このグループにはカロリンスカ研究所（スウェーデン）のヨハンソン博士、ウィーン大学（オーストリア）のクンディ教授ら、電磁波の生体影響を長年にわたって研究してきた著名な科学者が参加しています。

準によって認められたレベルで、正常な免疫機能の変化やアレルギー反応、炎症性反応を引き起こすことができるという十分な科学的な証拠がある」と述べ、免疫系への影響も認めています。

小児白血病のリスクは二～五mG、六歳以下の子どもの場合は一・四mGで増加するという研究があり、低周波電磁波の制限はこれらの被曝レベル以下にするべきだと述べています。「新しい低周波電磁波の制限が作られ実行される間、合理的なアプローチは、全ての新設・増設する送電線の近くの居住空間の制限は一mG、その他の新しい建築物のための制限は二mGだろう。子どもと妊娠した女性の居住空間に、一mGの制限が設けられることも勧められる」としています。ただし短期間で現存する全ての送電システムを改めるのではなく、子どもが長時間過ごす場所から段階的に被曝を減らすよう勧めています。

無線周波数電磁波については、予防的制限として屋外で〇・一μW／cm²が採用されるべきだ、と述べています。これは「屋内で〇・〇一μW／cm²程度の被曝レベルに下がることを意味」します。欧州は石造りの建物が多く、屋内では被曝量が大幅に減りますが、日本の木造家屋ではこのような被曝量の低下は期待で来ません。

なお、これらの値よりも低い値で健康影響が発生していることを示す研究も多数報告されていることから、「一時的な予防制限として」この値を勧め、これによって「予防的行動と、将来必要とされるさらに慎重な制限が導かれることを意図している」と説明しています。

基準値以下でもDNAが損傷

〇七年十月一日、ドイツのアドルコファー博士は、ゲルゼンキルヘン市の公開大学で講演し、UMTS（欧州の第三世代携帯電話の規格）電磁波の影響に関する研究結果を発表しました。「DNA鎖の破壊は、被曝基準の四〇分の一でも発生した。したがって、UMTSの電磁波は、GSM（欧州の第二世代携帯電話の規格）電磁波の作用より約一〇倍活発だ」と述べました。第三世代携帯電話は第二世代携帯電話よりも約一〇倍遺伝子を傷つける作用が強いといえます。アドルコファー博士は、予防原則を採用すること、現在の被曝基準では不十分で、政策の即時変更が必要だということも訴えています。

欧州環境庁（ＥＥＡ）もこの報告書に協力しており、ＥＥＡのエグゼクティブ・ディレクター、マクグレイド教授は「電磁波からの、起こりうる可能性がある深刻な健康への脅威を避けるために適切で予防的でふさわしい行動を取ることは、将来の見通しから賢明で慎重な回避のように見える。私たちは、予防がＥＵ環境政策の原則の一つであることを思い出さなくてはいけない」と述べています。

電磁波から身を守る

このように電磁波の有害性を指摘する研究は数多く発表され、ＥＥＡも電磁波に対して予防的な行動を採るよう訴えていますが、総務省はユビキタス社会へ向けて無線通信環境の整備を急いでいます。

このまま電磁波が増え続ければ、電磁波過敏症になる人や、がんを発症する人がますます増加するかもしれません。とくに子どもへの影響が心配です。

健康を守るには、電磁波を避けるのが鉄則です。身の回りの電磁波発生源を知り、どんな電磁波が出ているのか調べてみましょう。簡易式の電磁波測定器を用意し、時間帯や日を変えて測定してみると、被曝量が把握できます。

携帯電話やテレビ、ラジオの放送電波など高周波電磁波が屋外から侵入しているなら、高周波電磁波を遮蔽するシールドクロスを侵入してくる方向の窓や壁にかけて被曝量を減らすことができます。

家電製品は使用回数や、使用時間を減らす、使い終わったらプラグを抜くなど

簡易測定器

家電製品や送電線の電磁波を測定するには、低周波測定器を、携帯電話やテレビ・ラジオの電波を測るには高周波測定器が必要です。写真右はベル社の低周波測定器モデル４０１０（測定範囲二五～二〇〇〇Hz）、左は高周波測定器エレクトロスモッグメーター（測定範囲五〇ＭHz～三・五ＧHz）です。

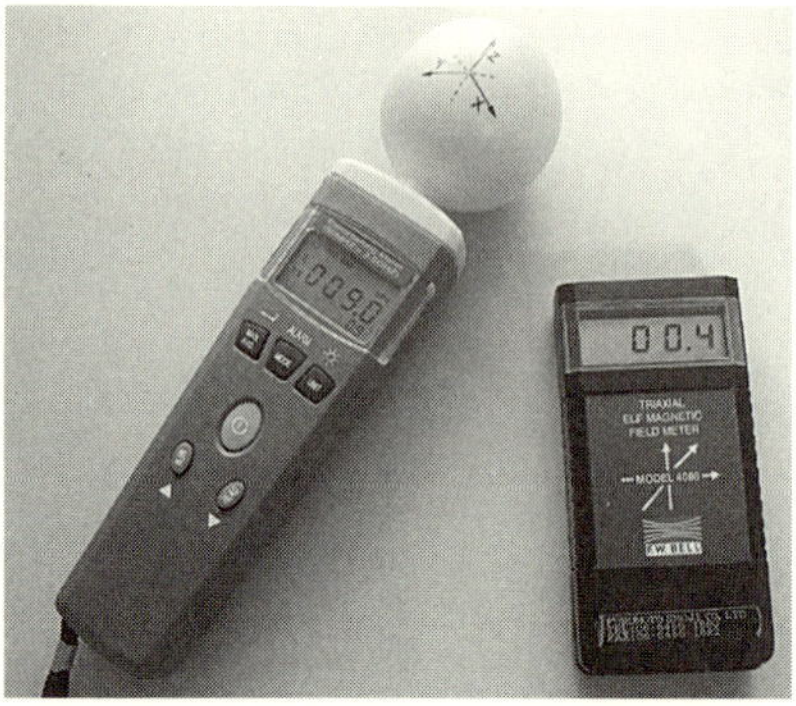

して、被曝量をできるだけ減らすようにしましょう。こういった対策は省エネにも役立ちます。

また、体内の重金属を排出したり、必須ミネラルを補えば被曝影響を軽減したり、症状を軽くするのに役立つかもしれません。体内の重金属や必須ミネラルの量は、毛髪分析検査をすればわかります。蓄積量を分析して食事療法やサプリメントについて電話相談してくれる検査機関もあります。電磁波対策については、拙著『電磁波・化学物質過敏症対策』（緑風出版）もご参照ください。

ただし、被曝を避けることばかりに気を取られ、神経質になる必要はありません。大切なのは、どんな電磁波発生源から、どのくらいの強さの電磁波が発生し、どんな影響があるのかを知ることです。自分で測定したり、本やインターネットで情報を集めてみてください。電磁波を一〇〇％カットするのは難しいことですが、今までより何割か被曝量が減るだけでも、症状の改善や健康維持に役立つはずです。

電磁波のない環境を作る

自分でできる被曝対策には限界があり、社会全体で被曝量を減らすよう取り組む必要があります。家や学校、職場など身の回りの環境に、電磁波を増やさないよう自治体や議員に働きかけることも大切です。残念なことに、携帯電話基地局が自分の家の隣にいつ建ってもおかしくないのが現状です。自治会やマンション管理組合など身近なコミュニティで、基地局や無線ＬＡＮなどの問題にどう対処するのか、

毛髪分析検査
杏林予防医学研究所（www.kyorin-yobou.com、電話〇七五―二五二―〇〇〇八）、ら・べるびぃ予防医学研究所（www.lbv.jp、電話〇一二〇―一一七―四二四）で毛髪分析検査を受けられます。

普段から話し合っておきましょう。

できれば、福岡県篠栗町のように、自治体レベルで基地局規制条例を制定するといいでしょう（一八七頁）。国レベルで電磁波の法規制をするよう、国会議員に働きかけるのも大切です。

また家電メーカーにも、電磁波の少ない家電製品を作ること、開発する際に電磁波の健康影響にも目を向けることなどを訴えることも必要です。

日本の大手マスコミは電磁波問題を報道したがりませんが、地方の新聞社やテレビ局などは、携帯電話会社から広告を取っていないせいか、比較的、電磁波問題を取り上げる傾向があります。会社の方針によって対応はことなるでしょうが、地域で問題が起きたら、こういった報道機関にも訴えて、問題をより多くの人に伝えましょう。

あなたの地域で携帯電話基地局など電磁波に関する問題が起きているとしたら、それは世界共通の問題です。電磁波があふれる現代社会に生きる私たちは、健康を守るために問題を共有し、解決を目指す必要があります。同じ問題を抱える団体と協力し、情報を交換しながら、安全で暮らしやすい社会を作りましょう。

〈著者略歴〉

加藤やすこ（かとう　やすこ）

1966年北海道生まれ、環境ジャーナリスト。化学物質過敏症、電磁波過敏症、シックハウス症候群など、環境病をテーマに執筆。訳書にザミール・P・シャリタ博士著『電磁波汚染と健康』、著書に『Q&A電磁波・化学物質過敏症対策』『Q&A危ないオール電化住宅』（いずれも緑風出版）。電磁波と化学物質のリスクと回避策を考える市民団体「VOC-電磁波対策研究会」（http://www1.odn.ne.jp/voc_emf）代表。

プロブレムQ&A

ユビキタス社会《しゃかい》と電磁波《でんじは》

[地デジ・ケータイ・無線LANのリスク]

2008年2月10日　初版第1刷発行　　定価1800円＋税

著　者　加藤やすこ ©

発行者　高須次郎

発行所　緑風出版

〒113-0033　東京都文京区本郷2-17-5　ツイン壱岐坂

〔電話〕03-3812-9420　〔FAX〕03-3812-7262　〔郵便振替〕00100-9-30776

〔E-mail〕info@ryokufu.com

〔URL〕http://www.ryokufu.com/

装　幀　堀内朝彦

組　版　R 企 画　　印　刷　モリモト印刷・巣鴨美術印刷

製　本　トキワ製本所　　用　紙　大宝紙業

E2000

ISBN978-4-8461-0723-9　C0336

◎緑風出版の本

■全国のどの書店でもご購入いただけます。
■店頭にない場合は、なるべく書店を通じてご注文ください。
■表示価格には消費税が加算されます。

プロブレムQ&A
危ないオール電化住宅
［健康影響と環境性を考える］
加藤やすこ著

A5変並製
一二八頁
1400円

オール電化住宅は、本当に快適で、環境にもやさしいのか？ また電磁波による健康への影響は大丈夫なのか？ 本書は、IH調理器、電子レンジ、電気温水器、電気床暖房、太陽光発電などを調査し、危険性と対処法をやさしく、丁寧に解説する。

プロブレムQ&A
電磁波・化学物質過敏症対策
［克服するためのアドバイス］
加藤やすこ著／出村　守監修

A5変並製
一八八頁
1700円

近年、携帯電話や家電製品からの電磁波や、防虫剤・建材などからの化学物質の汚染によって電磁波過敏症や化学物質過敏症などの新しい病が急増している。本書は、そのメカニズムと対処法を、医者の監修のもと分かり易く解説。

電磁波汚染と健康
ザミール・P・シャリタ著／荻野晃也・出村守・山手智夫監修／加藤やすこ訳

四六判上製
三七六頁
2700円

電磁波汚染は、ガンだけでなく、様々な病気や電磁波過敏症という新たな病気も生み出している。本書は、体を蝕む電磁波汚染を取り上げ、そのメカニズムを解説し、環境汚染のなかで暮らしていく為のアドバイスを、具体的に提案。

健康を脅かす電磁波
荻野晃也著

四六判並製
二七六頁
1800円

電磁波による影響には、白血病・脳腫瘍・乳ガン・肺ガン・アルツハイマー病が報告されています。にもかかわらず日本ほど電磁波が問題視されていない国はありません。本書は、健康を脅かす電磁波問題を、その第一人者がやさしく解説。

暮らしの中の電磁波測定
電磁波市民研究会編

四六判並製
二二四頁
1600円

デジタル家電、IHクッキングヒーター、電子レンジ、携帯電話、地デジ、パソコン……そして林立する電波塔。私たちが日々浴びている、日常生活の中の様々な機器の電磁波を最新の測定器で実際に測定し、その影響と対策を検討する。